上尿路尿路上皮癌问答
——科普教育手册

QUESTION AND ANSWER FOR UPPER TRACT UROTHELIAL CARCINOMA
POPULAR SCIENCE EDUCATION MANUAL

主　　审　周利群　魏　强　薛　蔚　张志宏

主　　编　李学松　方　冬　鲍一歌　黄吉炜

主编助理　杜毅聪　何宇辉

编　　者　（以姓氏笔画为序）

王　杰	王文富	车　梓	尹　路	叶烈夫
付伟金	冯宁翰	吕　明	吕　潇	刘　茁
刘希高	杜　洋	李　明	李　爽	李新飞
余霄腾	张　建	张洪宪	林友成	尚攀峰
郑　铎	郝一昌	郝彦勇	姜　帅	洪　鹏
袁易初	聂清生	郭剑明	程继文	熊耕砚
熊盛炜	樊书菠			

人民卫生出版社

图书在版编目（CIP）数据

上尿路尿路上皮癌问答 / 李学松等主编. — 北京：
人民卫生出版社，2020
（科普教育手册）
ISBN 978-7-117-30121-3

Ⅰ.①上⋯　Ⅱ.①李⋯　Ⅲ.①泌尿系肿瘤－上皮组织
瘤－问题解答　Ⅳ.①R737.1-44

中国版本图书馆 CIP 数据核字（2020）第 101302 号

| 人卫智网 | www.ipmph.com | 医学教育、学术、考试、健康，购书智慧智能综合服务平台 |
| 人卫官网 | www.pmph.com | 人卫官方资讯发布平台 |

上尿路尿路上皮癌问答——科普教育手册

主　　编：李学松　方　冬　鲍一歌　黄吉炜
出版发行：人民卫生出版社（中继线 010-59780011）
地　　址：北京市朝阳区潘家园南里 19 号
邮　　编：100021
E - mail：pmph @ pmph.com
购书热线：010-59787592　010-59787584　010-65264830
印　　刷：北京铭成印刷有限公司
经　　销：新华书店
开　　本：710×1000　1/16　印张：9
字　　数：117 千字
版　　次：2020 年 7 月第 1 版　2020 年 7 月第 1 版第 1 次印刷
标准书号：ISBN 978-7-117-30121-3
定　　价：65.00 元
打击盗版举报电话：010-59787491　E-mail：WQ @ pmph.com
质量问题联系电话：010-59787234　E-mail：zhiliang @ pmph.com

主审简介

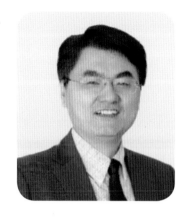

周利群

  教授，主任医师，博士研究生导师，北京大学泌尿外科研究所所长，中国医师协会泌尿外科医师分会会长、中华医学会泌尿外科学分会常务委员、中华医学会北京泌尿外科学分会副主任委员、中国医师协会泌尿外科医师分会青年委员会主任委员、中国医师协会泌尿外科医师分会肿瘤专业委员会主任委员、全国泌尿外科医师定期考核编委会主任委员、中国泌尿生殖产业技术创新战略联盟理事长、中国研究型医院学会泌尿外科学专业委员会副主任委员、中国泌尿男科医学技术与装备创新联盟副主席、中国医师协会泌尿外科医师分会上尿路尿路上皮癌协作组组长、中央保健会诊专家。长期致力于泌尿外科的临床及科研工作，擅长复杂泌尿生殖系统肿瘤的治疗及腹腔镜技术在泌尿外科的应用。承担多项国家及省部级课题，以第一完成人获得教育部科学技术进步奖二等奖及华夏医学科技奖二等奖等5项国家及省部级奖项，共获得10项国家及省部级奖项。

主审简介

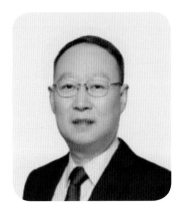

魏强

　　教授，主任医师，博士研究生导师，四川大学华西医院泌尿外科主任、泌尿外科研究所副所长及泌尿肿瘤研究室主任。中华医学会泌尿外科学分会微创学组副组长及机器人微创泌尿外科学组委员，中国医师协会医学机器人医师分会委员，中国医师协会泌尿外科医师分会委员及中国医师协会泌尿外科医师分会泌尿肿瘤专业委员会副主任委员，中国临床肿瘤学会前列腺癌专家委员会副主任委员，四川省学术和技术带头人、四川省卫生计生领军人才，四川省医学会泌尿外科分会主任委员及微创学组组长、四川省泌尿外科医疗质量控制中心主任、四川省抗癌协会泌尿男生殖系肿瘤专业委员会主任委员，成都市医学会泌尿外科分会主任委员。《亚洲男科杂志》《中华医学杂志》（英文版）等 SCI 杂志编委，《中华泌尿外科杂志》常委编委。作为主编或副主编出版"十二五"普通高等教育本科国家级规划教材及高等医学院校教材 5 部。获中华医学会泌尿外科学分会"金膀胱镜奖"及科技部"吴阶平泌尿外科医学奖"。

主审简介

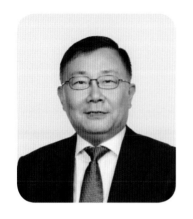

薛蔚

  主任医师、教授、博士研究生导师，上海交通大学医学院附属仁济医院泌尿科主任，上海市优秀学术带头人，上海市医学领军人才，上海市医学会泌尿外科分会副主任委员，中国医师协会泌尿外科医师分会常务委员，中华医学会泌尿外科分会委员，中华医学会泌尿外科分会机器人学组副秘书长，中华医学会泌尿外科分会肿瘤学组委员，《中华泌尿外科杂志》《上海医学》编委，美国MD Anderson 癌症中心访问学者，2015 年入选上海市教育委员会高峰高原学科建设计划。

主审简介

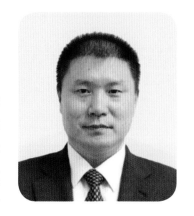

张志宏

　　医学博士、教授、主任医师，博士研究生导师，天津医科大学第二医院泌尿外科 D 病区主任，天津市泌尿外科研究所环境与肿瘤研究中心主任，中国医师协会泌尿外科医师分会委员，天津市医学会泌尿外科学分会常务委员兼秘书长，天津市抗癌协会泌尿系统肿瘤专业委员会副主任委员，天津市医师协会泌尿外科医师分会会长，天津市泌尿外科质量促进中心副主任委员。近 5 年主持国家自然科学基金面上项目 2 项，"973"项目子课题 1 项，发表 SCI 论文 50 余篇，最高影响因子 21.3。获天津市科学技术进步奖一等奖一项。主编《前列腺癌》和《老年前列腺疾病诊治》专著两部。

主编简介

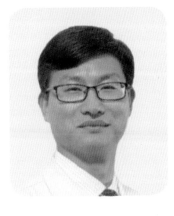

李学松

北京大学第一医院泌尿外科科室副主任、主任医师、教授，北京大学医学部硕士研究生导师、博士研究生导师。北京大学泌尿外科医师培训学院副院长，中华医学会泌尿外科学分会（CUA）泌尿男科工程学组委员，中华医学会泌尿外科学分会尿路修复联盟秘书长，中华医学会泌尿外科学分会青年委员会委员，中华医学会泌尿外科学分会青年委员会微创学组副组长，中国医师协会医学机器人医师分会委员，中国医师协会泌尿外科医师分会（CUDA）副总干事兼委员，中国医师协会泌尿外科医师分会尿路修复重建学组副组长。专业方向为泌尿系肿瘤和输尿管疾病的开放及微创治疗。在中英文杂志发表了 200 余篇论文，第一或通讯作者发表 SCI 论文 80 余篇，参编或编译泌尿外科专业书籍 15 部。

主编简介

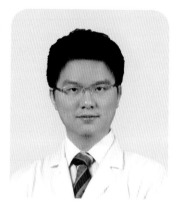

方冬

    北京大学第一医院泌尿外科男科中心主治医师，日本富山大学访问学者，博士学位。中国医疗保健国际交流促进会泌尿生殖委员会工作秘书、中国医师协会泌尿外科医师分会上尿路尿路上皮癌协作组秘书、北京中西医结合学会男科专业委员会青年委员。累积参与撰写文章100余篇，仅以第一作者/通讯作者身份发表文章38篇，其中SCI文章26篇，主持北京市自然科学基金2项，参与国家级和省部级课题5项。从事常见泌尿外科和男科疾病的研究，擅长尿路上皮癌和前列腺癌等肿瘤疾病及男性不育症、性功能障碍等疾病的诊疗。

主编简介

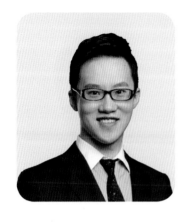

鲍一歌

四川大学华西医院泌尿外科副教授，医学博士，理学博士。中国抗癌协会泌尿男生殖系肿瘤专业委员会青年委员，四川省医师协会泌尿外科医师分会副主任委员，中国研究性医院学会泌尿外科专业委员会青年委员，四川省生殖医学专业委员会青年委员，在国际国内期刊发表论文数十篇，参编专著3部，负责国家自然科学基金青年基金一项，参与两项专科指南及一项国家专家共识的编写。

主编简介

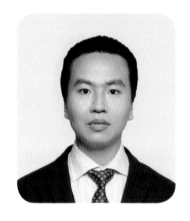

黄吉炜

上海交通大学医学院附属仁济医院泌尿科，副主任医师，医学博士，美国哈佛大学医学院麻省总医院（MGH）博士后，中华医学会泌尿外科学分会青年委员会微创学组委员，中国临床肿瘤学会（CSCO）尿路上皮癌专家委员会委员，中国医师协会泌尿外科医师分会上尿路尿路上皮癌协作组秘书，《中华肿瘤杂志》编委，擅长肾肿瘤及上尿路尿路上皮癌诊疗，年独立完成肾输尿管肿瘤手术超过 350 例次。以第一作者或通讯作者发表在国际国内期刊发表论文数十篇，包括 *JU*、*BJU* 等杂志，负责国家自然科学基金一项，其他课题多项。

序一

2020 年注定是我国卫生事业不平凡的一年，新冠病毒肆虐的半年里，公众迫切地渴望、了解疾病的产生、发展和治疗情况，反映出人民生活水平提高与科学文化素养提升之间的矛盾。弘扬科学精神、提升科学素养刻不容缓。作为掌握专业技能的泌尿外科医生，更需要发挥自己的学科专长，把晦涩难懂的医学科学知识，转变成通俗易懂的科普语言传递给公众，这也是广大医务工作者需要主动肩负起的责任。

《上尿路尿路上皮癌问答——科普教育手册》系统讲述了上尿路尿路上皮癌的诊治相关科普知识，从泌尿系统的结构功能，到上尿路尿路上皮癌的病因、临床表现、诊断及治疗均有涉及。本书内容详实，通俗易懂，汇聚了中国医师协会泌尿外科医师分会上尿路尿路上皮癌协作组的多家单位、多位在上尿路尿路上皮癌领域颇有建树的知名教授和中青年专家的临床经验，集中了北京大学泌尿外科研究所、四川大学华西医院、上海交通大学医学院附属仁济医院、天津市泌尿外科研究所以及众多合作单位的集体智慧，是一本值得公众学习的医学科普精品。

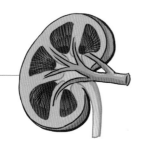

　　看到国内这么多的知名专家，优秀的中青年学者在为我国泌尿外科科普事业而努力奋斗，我感到由衷的欣慰，这是吴阶平老师提出医生要有"高尚的医德，精湛的艺术和服务的艺术"的一种体现。我也期待后续看到更多优秀的科普作品。

　　最后，希望这本书能为上尿路尿路上皮癌患者及公众提供一定的帮助。

郭应禄

2020 年 5 月

序二

作为中国医师协会泌尿外科医师分会会长、中国医师协会泌尿外科医师分会上尿路尿路上皮癌协作组组长，我很欣慰地看到由全国中青年专家组织编写的这一部《上尿路尿路上皮癌问答——科普教育手册》的出版。

上尿路尿路上皮癌是一种国内外学术界关注较少的肿瘤，并且我国患者和欧美发达国家的患者在患病的危险因素、疾病的表现、治疗的结局等方面都存在一定的差异，值得国内学者进行更深入的研究。我国广大患者对于该疾病也缺乏了解，这种现象也不利于临床诊疗的顺利开展。

中国医师协会泌尿外科医师分会上尿路尿路上皮癌协作组是我国首个针对该疾病的学术组织，协作组已经开展了一系列着眼于疾病的预防、诊断、治疗与科研的工作。此番为了推进上尿路尿路上皮癌的科普工作，协作组组织全国中青年专家编写了这本科普教育手册。本书的编者包括协作组的全国中青年专家和北京大学泌尿外科研究所上尿路尿路上皮癌团队骨干成员，他们长期从事上尿路尿路上皮癌的诊疗和科研工作，活跃在全国上尿路尿路上皮癌研究的第一线。

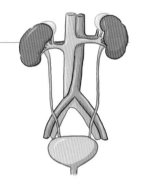

　　本书特色在于全书以通俗、科普的语言对晦涩难懂的上尿路尿路上皮癌相关医学知识进行了系统的梳理和叙述，目的在于使广大的读者能够准确理解上尿路尿路上皮癌相关科普知识，其中配以大量形象生动的图示（特别是很多手绘制作图），形象生动，具有较高的科普价值。

　　希望本书能够为全国的上尿路尿路上皮癌患者带来帮助，能够有助于医患沟通和临床诊疗。

周列群

2020 年 5 月

前言

随着社会主义经济的发展，公众的健康意识逐渐增加，对于健康与疾病的了解的需求愈发强烈。"广泛开展科技教育、传播与普及，提升全民科学素质整体水平"是我国"十三五"规划期间的发展目标。因此，弘扬科学精神、提升科学素养，积极开展科普推广是提高国民素养的重点。2020 年上半年新型冠状病毒肺炎的全球流行，更凸显出国家医学科普工作的紧迫性。

上尿路尿路上皮癌是一种在国外少见、但在中国相对高发的疾病，国内外对此疾病的研究均较少，国内部分医生和广大患者对于该疾病的认识还不够深入，很多患者难以理解该病的起源、表现、诊断、治疗和随访，不仅带来了很多医患沟通的问题，而且因为难以及时的配合治疗和随访，也影响了治疗效果。

中国医师协会泌尿外科医师分会上尿路尿路上皮癌协作组于 2017 年成立，是国内第一个着眼于上尿路尿路上皮癌领域研究的学术组织。协作组自成立以来，已经开展了包括编写专家共识、组织学术专刊、开展临床研究等工作，引领全国的上尿路尿路上皮癌诊疗的发展。为了让广大患者和部分基层医院医生了解上尿路尿路上皮癌相关的科普知识，填补国内该领域科普书籍的空白，协作组特组织全国中青年专家编写此书。

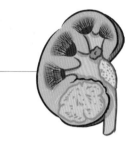

本书的内容包括上尿路尿路上皮癌的概述和起病机制，常见临床表现，诊断的方式，治疗方式的抉择，围手术期的管理，和术后的随访等内容，涵盖了患者感兴趣的有关该疾病的各个方面的知识，具有较好的系统性。全书采用通俗的语言和大量的配图，把相对晦涩的医学知识进行了深入浅出的讲解。本书最后由周利群教授、魏强教授、薛蔚教授、张志宏教授等上尿路尿路上皮癌诊治领域知名专家进行整体把关，力求形象生动，言简意赅，准确清晰，把最关键的内容展现给读者。

本书编写工作的主导单位为中国医师协会泌尿外科医师分会上尿路尿路上皮癌协作组组长单位——北京大学第一医院。北京大学泌尿外科研究所暨北京大学第一医院泌尿外科前期主导编写的《肾积水问答——科普教育手册》发行后，得到了广大读者的认可和肯定。此次《上尿路尿路上皮癌问答——科普教育手册》在吸取编写前述系列手册经验的基础上，推陈出新，着重于知识的完整和连贯。在广泛收集相关意见，经过所有编者集体讨论、定题，全体编者认真而严谨的完成了本手册的撰写工作。经过多次修改和校对，本科普教育手册得以与广大读者见面。

由于全国各个单位在诊疗习惯方面存在一定的差异，也希望各位患者在参阅本书的同时能够尊重经治医生的安排，接受符合每个单位实际情况的诊疗方案。希望本书能够为广大患者和基层医生带来帮助，希望书能够为祖国卫生事业的科普工作贡献出应有力量。

李学松　方　冬　鲍一歌　黄吉炜

2020 年 5 月

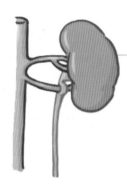

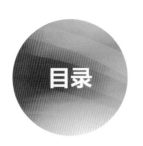

目录

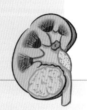

第一章

病因与症状

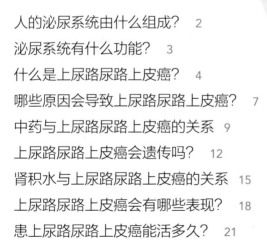

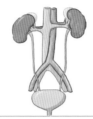

第二章

诊断与治疗

第三章
术后管理及注意事项

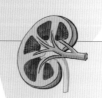

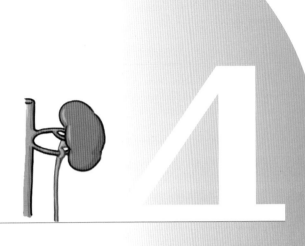

第四章
典型事例

第一章
病因与症状

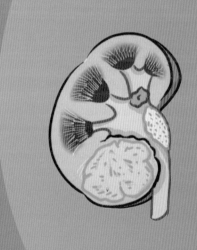

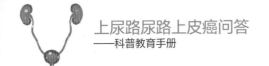
人的泌尿系统由什么组成?

> 💧 上尿路尿路上皮癌属于泌尿系统的一类肿瘤,那么我们人体的泌尿系统由哪些部分组成呢?

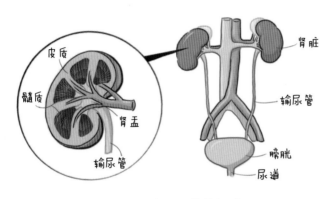

图 1-1　人泌尿系统的组成

引自:李学松,周利群.肾积水问答——科普教育手册[M].北京:人民卫生出版社,2020.

正常人体的泌尿系统由两个肾脏、两条输尿管、一个膀胱和一条尿道组成(图 1-1)。

肾脏的实质部分是人体尿液形成的地方。其中肾脏内部还包括生成及重吸收原尿的皮质和髓质以及汇聚尿液的肾盂。

人体各部分的代谢废物经过血液运输抵达肾脏,通过肾脏的血液滤过作用形成尿液。肾脏产生的尿液经输尿管流入膀胱暂时贮存,当尿液达到一定数量后,经尿道排出体外。

所谓的"上尿路",一般情况下是把肾盂、输尿管划分为上尿路,而把膀胱和尿道划分为下尿路。所以上尿路尿路上皮癌这个定义就包括了位于肾盂和位于输尿管的尿路上皮癌。

(方 冬 何宇辉)

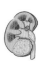

泌尿系统有什么功能？

> ♦ 泌尿系统是人体代谢物过滤排出的重要途径，除了生成和排出尿液你还知道他的其他功能吗？

泌尿系统基本功能是形成、输送、储存和排泄尿液，是人体排泄代谢废物的"下水道"。肾脏负责形成尿液，输尿管负责将肾脏形成的尿液输送到膀胱，膀胱对来自肾脏的尿液进行暂时储存，达到一定容积后，尿液通过尿道排除体外（图1-2）。

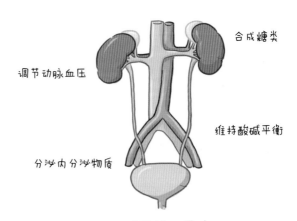

合成糖类

调节动脉血压

维持酸碱平衡

分泌内分泌物质

生成及排泄尿液

图 1-2 泌尿系统的功能
改编自：李学松，周利群．肾积水问答——科普教育手册 [M]．北京：人民卫生出版社，2020．

泌尿系统的功能远不止生成尿液，还包括维持酸碱平衡、调节动脉血压、分泌内分泌物质和糖异生等功能，对维持机体内环境的稳定有重要作用，密切参与到人体各项生命活动中。

因此，泌尿系统出现疾病会影响整个人体的健康状态。

（方 冬 何宇辉）

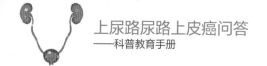

什么是上尿路尿路上皮癌？

> ◦ 常听说的肾盂癌和输尿管癌，一般统称为上尿路尿路上皮癌，他们之间存在怎样关系？

所谓的上尿路尿路上皮癌，其实包含了三层意思：①是癌；②属于尿路上皮癌；③位置在上尿路。

一、什么是癌？

在医学上，人的组织一般包括上皮组织（以吸收、分泌和排泄为主要功能，如胃肠道的黏膜、气管黏膜）和间叶组织（支撑、填充器官为主要作用，如骨及软骨、肌肉组织）两大类。

癌是指起源于上皮组织的恶性肿瘤，是恶性肿瘤中最常见的一类。通俗的讲，癌是各种正常上皮组织在致瘤因素的作用下，基因发生改变，细胞失去正常生长调控，而出现的不停生长的新生物，由于经常表现为"肿块"，将其称之为肿瘤。当这种新生物没有自身停下的趋势、不停的复制生长、还要向其他地方播散的时候，这就是恶性肿瘤。

其实大家相对熟悉的"癌"与大家相对不太熟悉的"肉瘤"都属于恶性肿瘤。肉瘤即是指来源于间叶组织的恶性肿瘤。癌与肉瘤的常见比较见表 1-1。

表 1-1　癌与肉瘤的常见区别点

	癌	肉瘤
起源	上皮组织	间叶组织
发病率	较常见	较少见

续表

	癌	肉瘤
恶性程度	恶性	恶性
转移途径	淋巴转移为主	血行转移为主
举例	胃癌、肾盂癌	平滑肌肉瘤、软骨肉瘤

因此，虽然肿瘤有良恶性之分，但是以癌或者肉瘤命名的肿瘤，都归属于恶性肿瘤。

二、什么是尿路上皮癌?

所谓的尿路上皮，是体内能够最直接接触尿液的地方，即从尿液产生、储存到排出的途径中的最内层，包括肾盂的最内层、输尿管的最内层、膀胱的最内层和尿道的最内层。尿路上皮癌，就是说它的起源于以上部位的尿路上皮，是尿路上皮的细胞癌变了。有时也能见到"移行上皮"、"移行细胞"之类的说法。

正常情况下，人的输尿管只有类似于铅笔大小，其实也是分好几层的，其中最靠里、最直接接触尿液的部分就是薄薄的尿路上皮（图1-3）。所以，尿路上皮癌都是从内往外生长的。

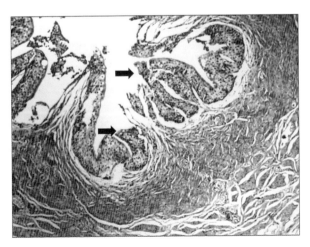

图1-3 正常人输尿管横断面的显微镜放大图像（红色箭头为尿路上皮）

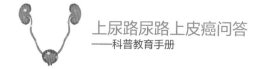
三、位置在上尿路

如本章第一节所述，一般情况下是把肾盂、输尿管划分为上尿路，而把膀胱和尿道划分为下尿路。所以上尿路尿路上皮癌这个定义就包括了位于肾盂和位于输尿管的尿路上皮癌（图 1-4），有时也称其英文名称 upper tract urothelial carcinoma（UTUC）。

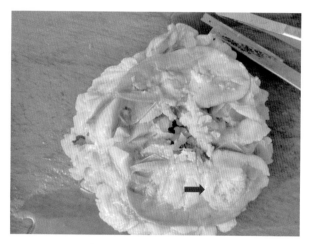

图 1-4　上尿路尿路上皮癌

（方　冬　熊耕砚）

哪些原因会导致
上尿路尿路上皮癌？

💧 吸烟已被证明与人体多种疾病相关，那么吸烟与上尿路尿路上皮癌具有怎样的关系？

目前研究认为恶性肿瘤的发生与环境暴露因素（如患者吸烟、接触了致癌的物质或从事某种特殊行业如染料）和遗传易感因素（如患者体内含有家族肿瘤遗传基因）有关。肾盂癌和输尿管癌的发生也与上述因素有关。

虽然说肾盂癌和输尿管癌具体的致病原因还不清楚，但研究已经证实吸烟是诱发肾盂癌和输尿管癌中非常重要的后天性危险因素。吸烟产生烟雾中含有芳香胺，这个芳香胺包括 4- 氨基联苯，多环芳烃等可诱导肾盂癌和输尿管癌的发生。70% 的男性和 40% 的女性的肾盂癌和输尿管癌患者发病都与吸烟密切相关。与普通人群相比，吸烟人群患肾盂和输尿管癌的风险增加 3 ~ 7 倍。

那么除了吸烟，还有哪些因素容易诱发肾盂和输尿管癌？我们知道联苯胺、β- 萘胺、4- 氨基联苯等均属芳香胺有机物，而上述这些化学物质已应用于许多工业。如果人体可通过吸入或皮肤吸收芳香胺有机物，增加肾盂和输尿管癌的风险。表 1-2 归纳了生活中常见的致癌物质。

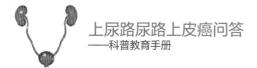
表1-2　生活中常见的致癌物

一类致癌物——导致人类癌症的证据很明确

黄曲霉毒素:发霉的花生,自榨花生油。亚硝酸胺类:隔夜菜、苯并芘烤肉

砷类化合物:雄黄酒,含砷的饮用水。马兜铃酸:包含马兜铃酸的中药

二类致癌物——导致人类癌症的证据不明确的物质,有致癌的可能性

丙烯酰胺类:薯条、薯片、油条等高温处理的食物。沥青:暴露接触

铅类:含铅汽油。甲基咪唑:酱油添加剂

三类致癌物——导致动物和人致癌的证据都不明确,致癌可能性小

苏丹红、印刷油墨、次氯酸盐、汞及汞有机化合物、聚丙烯、玻璃纤维、茶叶、茶碱、糖精、静态磁场等

（付伟金　程继文）

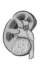

中药与上尿路尿路上皮癌的关系

> ◉ 有些人认为中药是无毒无副作用的，其实有一些中药所含的物质是具有致癌作用的。

　　祖国医学千百年来为了人民群众的身体健康做出了巨大的贡献。但也不可否认，至少在相当一部分人群中，中草药的服用与上尿路尿路上皮癌的患病确实是有一定关系的。罪魁祸首是出现在部分中药中的一种成分，叫做马兜铃酸（图 1-5）。

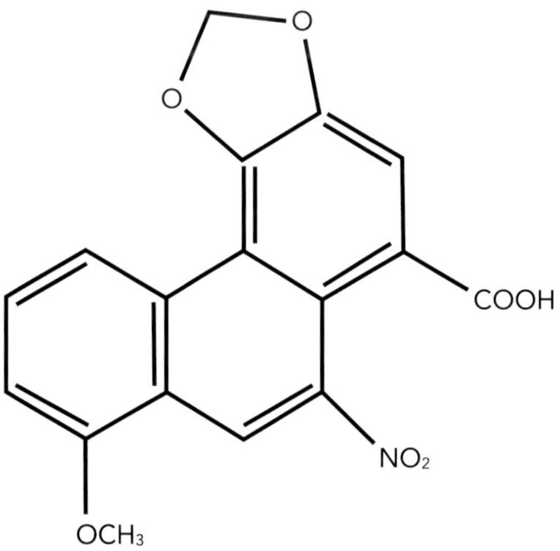

图 1-5　马兜铃酸化学结构

　　马兜铃酸对身体造成的危害主要表现在泌尿系统。马兜铃酸进入消化系统并吸收入血后会经过肾脏排泄，由于肾脏生理性浓缩尿液的功能，马兜铃酸的浓度在肾脏会明显升高。当它局部含量升高的时候，会带来两方面的影响：①它会导致肾小球及周围组织的纤维化，然后出现肾小球滤过率的不断下降，通俗的讲肾功能会越来

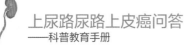

越差，血肌酐会升高，甚至最终进展至尿毒症，需要血液透析或肾移植维持生命，肾内科将这一类型特殊的慢性肾脏病称为"马兜铃酸相关性慢性肾脏病"。在我国这是相当常见的一种慢性肾脏病，很多透析患者都和曾经服用相关药物有关。②马兜铃酸也可进入尿路上皮细胞的内部，同遗传物质也就是常说的 DNA 相结合，形成马兜铃酸加合物，由于这个过程中共价结合力量异常强大，将导致大量碱基错配——这句话看起来特别难懂，通俗的讲解就是基因突变，其结果就是尿路上皮的细胞不会按照正常的途径进行分化代谢，而是走上了不断自我复制扩增的道路，逐步的癌变，最终会导致肾盂癌、输尿管癌的发生。

我国（包括中国台湾地区）常见的中成药中，龙胆泻肝丸、冠心苏合丸、分清五淋丸曾经是比较常见的含有马兜铃酸的成药；而常见的可能包含马兜铃酸的药材包括马兜铃、天仙藤、青木香、广防己、关木通、细辛、寻骨风等。原则上如果有早年服用上述药物的历史，在就诊时应该主动告诉泌尿外科大夫、肾内科大夫。当然，必须声明，目前没有直接证据说明"服用过以上某一种药物"就"一定发生肿瘤"；并且在发现马兜铃酸的危害后，国家药品监督管理局已经及时进行了相关调整，此后各家制造公司生产药物都已经修改了相关配方，目前无证据表面现在市面上销售的上述药物会危害健康。我们当然希望大家能够不"滥用"中药，杜绝不规范、无节制的服用，不过我们也不希望让大家过度的焦虑和担心。

很有意思的是，马兜铃酸造成肾功能不全及上尿路尿路上皮癌的案例不仅在中国有，在欧洲也曾经流行过。最早在 20 世纪 20 年代在克罗地亚、波斯尼亚及黑塞哥维那、塞尔维亚、罗马尼亚及保加利亚等沿着多瑙河及其主要支流的国家和地区就发现过类似案例，在 1956 年巴尔干半岛发生大规模的流行，学术界还专门这种慢性肾脏病命名为"巴尔干肾病"。后来 20 世纪 80～90 年代，比利时等国出现了因为服用减肥药物而导致肾衰竭的病例（据说服用的是从香港进口的减肥中药，具体就很难调查了），后来学者们逐步把这些病例进行了总结，才逐步揭示了这些疾病的原因都与马兜铃酸相关；据说对于巴尔干肾病的解释是巴尔干半岛上有一种马兜铃科的杂草常生长在大麦旁边，当农民采收麦子的时候会连同这种马兜铃科的杂草一同采收造成混用而食入（比如面包等）。

在我国不同地区的患者中，相关中草药服用的流行程度差别非常大，很难简单的概括到底有多少比例的上尿路尿路上皮癌是这种原因导致的。根据学术界目前的报道，马兜铃酸所致的肿瘤（包括巴尔干肾病）有以下几个特点：相对来讲女性比较多，相对来讲输尿管癌的比例会高一些，相对来讲肿瘤容易多发，而预后相对来讲可能还好一点。当然，以上仅仅是基于对一些病例的总结，并不能单纯依靠这些来判断病因；并且目前学术界的研究其实还有很多需要解决的问题，除了女性相对高发（马兜铃酸能带来的减肥、促进哺乳等作用，因此女性用的更多）这一点之外，其他的各种特征都还不太能充分的通过科学机制来解释。

（方 冬 熊耕砚）

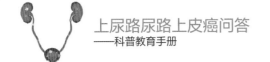

上尿路尿路上皮癌会遗传吗？

💧 上尿路尿路上皮癌跟遗传有关系吗？我的父母、兄弟姐妹、子女有风险吗？

所有人类肿瘤都是由先天因素（遗传因素）和后天因素（主要是环境因素）共同造成的。先天遗传因素是指某些特殊人群患有家族遗传性癌症综合征，这些特殊人群体内含有一些变异的基因，这些基因容易突变，可导致基因功能发生改变，从而诱发相关疾病包括肿瘤的发生。

同样上尿路尿路上皮癌与家族遗传性癌症综合征相关，其中最常见于林奇综合征（Lynch syndrome）。

林奇综合征是一种 DNA 错配修复基因（mismatch repair，MMR）突变所致的常染色体显性遗传病，通过 MMR 蛋白表达减少，致使基因错配不能被及时修复并在细胞分裂的过程中不断积累，最终诱发子细胞的癌变。

患者易患包括结直肠癌、子宫内膜癌、胃癌、卵巢癌、小肠癌、肾盂癌及输尿管癌等在内的一系列癌症，且易患多种肿瘤（表 1-3）。

表 1-3　林奇综合征发生各种癌症的风险

癌症类型	普通人群	林奇综合征	林奇综合征癌症的平均发病年龄 / 岁
结直肠癌	7%	80%	45
子宫内膜癌	2.7%	20% ~ 60%	46
胃癌	1%	11% ~ 19%	56
卵巢癌	1.5%	9% ~ 12%	42.5

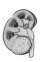

续表

癌症类型	普通人群	林奇综合征	林奇综合征癌症的平均发病年龄/岁
肝胆系统癌症	1%	2%～7%	54
上尿路尿路上皮癌	1%	4%～5%	55
小肠癌	1%	1%～4%	49
中枢神经系统	1%	1%～3%	50

林奇综合征被认为是目前最常见的家族性癌症综合征之一，其引起的上尿路尿路上皮癌约占上尿路尿路上皮癌总数的 10%～20%，而上尿路尿路上皮癌本身就是林奇综合征相关的肠外肿瘤中发病率第三高的肿瘤。因此，与普通人群相比，林奇综合征患者发生 UTUC 的可能性升高了约 22 倍。目前，林奇综合征的诊断主要依赖于临床表现、肿瘤的病理学检查和基因筛查。

目前公认的最准确，最可靠的诊断林奇综合征的方法是 MMR 基因检测，包括 MLH1、MSH2、MSH6、PMS2 四个基因等。相较于其他基因突变，MSH2 基因突变会显著提高肠外肿瘤的发生率，77% 的输尿管癌和 84% 的肾盂肾癌患者中存在 MSH2 基因突变。然而 MMR 基因检测费用非常昂贵，因此在进行基因检测前可以进行初步筛查，包括微卫星不稳定性检测、免疫组织化学检测以及 BRAF 基因突变检测（表 1-4）。

表 1-4 林奇综合征基因筛查项目（参考）

项目	检测基因或位点	样本采集
微卫星不稳定（MSI）筛查	BAT-25/BAT-26/D2S123/DSS346/17S250	
MMR 蛋白表达	MLH1/MSH2/MSH6/PMS2	组织样本或者外周血
MLH1 甲基化	hMLH1 甲基化检测	
BRAF 突变	BRAF 突变检测	
MMR 基因检测	MLH1、MSH2、MSH6、PMS2	外周血

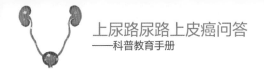
因此明确诊断为林奇综合征的病友，要警惕自己和家人有发生肾盂癌和输尿管癌的风险，在日常生活中，要注意定期体检，早期发现病变，早期治疗。

（付伟金　程继文　袁易初）

肾积水与上尿路尿路上皮癌的关系

> 💧 体检的时候常听说肾积水，为什么有些人查出肾积水后，确诊为
> 上尿路尿路上皮癌？

一、什么是肾积水

我们通常说的肾脏积水是指尿液从肾盂、肾盏排出的过程中受阻，尿液积聚后导致的肾内压增高，肾盂肾盏扩张，肾实质萎缩功能减退的现象。

成人肾脏积水量超过 1000ml 或小儿肾积水超过 24 小时尿量总量，称为巨大肾积水。如果潴留的尿液发生感染，则称为感染性肾积水。

造成肾积水的最主要的病因是泌尿系统的梗阻。确实肾积水也可能是肾盂癌或者输尿管癌引起的，因为肿瘤的存在也会造成梗阻，让上面的尿液留不下来了。当然肿瘤不是造成积水的唯一原因，发现存在肾积水要根据情况进行 CT 等相关检查，进一步明确诊断。

由于原发病因、梗阻部位、程度和时间长短的不同，肾积水的临床表现也不相同，甚至有的肾积水患者可完全无症状。先天性输尿管肾盂连接处狭窄、肾下极异位血管或其他肿瘤、包块压迫输尿管等引起的肾积水，由于发展较为缓慢症状不明，可仅存腰部不适感。当肾积水达到一定程度时，可出现腹部包块。

二、肾积水一般如何治疗

肾积水是尿路梗阻所致，梗阻时间长短对肾功能的影响起到了关键性的作用，应尽快解除梗阻。在治疗方法上，肾积水应根据不

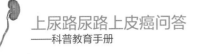

同的梗阻原因选择最佳的治疗方式，如结石导致的肾积水，结石体积小，病情较轻时，在疾病的早期可以尝试药物排石。由明显解剖结构畸形所导致的肾积水，早期解除梗阻对患肾功能的保留至关重要，因积极性手术治疗。当重度肾积水，肾实质显著破坏萎缩，引起肾性高血压或合并严重感染时，严重者可考虑切除患侧肾脏。

三、肾积水与尿路上皮癌的关系

造成肾积水的最主要的病因是泌尿系统的梗阻。梗阻的原因多种多样（图1-6），其中肾脏的肿瘤是造成肾积水的重要原因之一。上尿路尿路上皮癌发生于肾盂及输尿管，管腔狭窄，因此更容易产生肾积水的表现，需要提高警惕。

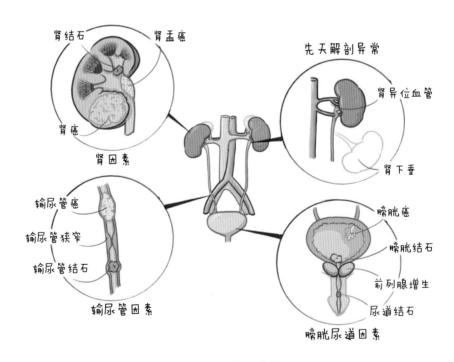

图 1-6 肾积水产生的原因

引自：李学松，周利群. 肾积水问答——科普教育手册 [M].

北京：人民卫生出版社，2020.

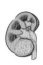

　　实际工作中确实有很多患者是最早通过发现肾积水然后诊断上尿路尿路上皮癌的。由于 B 超检查现在很广泛的应用于各种体检中、而肾积水很容易在 B 超检查中发现，因此很多还没有症状的患者都是在体检时发现了肾积水才来泌尿外科就诊做进一步更加详细的检查，从而发现了上尿路尿路上皮癌。也有一些患者是因为腰部不适就诊，做 B 超发现了肾积水，然后进一步发现了上尿路尿路上皮癌。

（吕　潇　杜　洋）

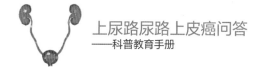
上尿路尿路上皮癌会有哪些表现？

> ♦ 大部分的癌症的不易发现，相当数量的患者发现时已处于晚期。上尿路尿路上皮癌具有哪些表现值得警惕呢？

我们说的上尿路尿路上皮癌包括肾盂癌和输尿管癌，在疾病的早期可能没有任何症状，并且大多数患者在体格检查中常无明显异常发现，只有极少数患者可能会摸到腰部或者腹部的肿块。

上尿路尿路上皮癌的症状有多种，很多症状也并不典型，如果自己或家人一下的表现，就需要提高警惕：

血尿：肉眼血尿或者镜下血尿为上尿路尿路上皮癌最常见的局部症状，多为突发的全程肉眼血尿，有时也有终末血尿，一般不伴有疼痛或其他不舒服的症状，常呈间断性发作，有些患者服用抗感染药物或者止血药可以自行停止而不被注意。尤其随着近年来抗凝药物的使用量增加，血尿的发生率可能达到 70%～80%，如果发生血尿，一定要提高警惕（图 1-7）。

血尿不仅是上尿路尿路上皮癌最常见的症状，也是很多其他泌尿系统疾病的常见表现。尿液其实是由血液过滤而来。在血液流经肾脏时，其中需保留的成分重新归于血液，无用的成分废液滤出形成尿液，滤出的废液经肾盂、输尿管进入膀胱暂时存储，然后积累至一定量时排出体外。从尿液的产生到排出体外，所经的任何一个器官或部位出现问题，都有可能使尿液中混入红细胞。其可能来源于血液流经肾小球形成尿液的过程（主要见于一些肾内科疾病，如急性肾小球肾炎、慢性肾炎、肾病综合征等），以及在尿液生成后混入了红细胞，包括上尿路尿路上皮癌在内的肿瘤，以及泌尿系感染、结石、外伤等情况所引起的血尿属于这种

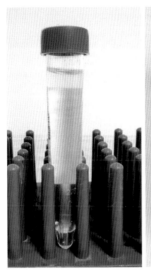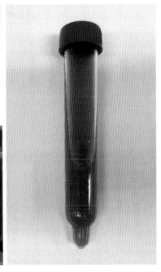

图 1-7 正常尿液（左）与肉眼血尿（右）

类型。

腰痛：多为钝痛，约见于 20% ~ 40% 的患者。可能因为肿瘤引起的梗阻继而可以导致肾积水引起，突然的腰痛也与肿瘤出血引起的凝血块通过输尿管有关。

肿块：上尿路尿路上皮癌早期一般摸不到腰部的肿块，在一些肾盂癌肿瘤长得特别大的患者中可能在腰部或腹部摸到坚硬的、凹凸不平的肿物，如果肿块与周围组织粘连、固定、不易推动，这时很有可能肾盂癌已经到达晚期，需要尽快到医院就诊。

全身症状：部分晚期上尿路尿路上皮癌患者可能出现全身症状，如进食困难、体重减轻、夜间盗汗、咳嗽和骨骼疼痛，以及呕吐、水肿、高血压等。如果出现全身症状更加需要尽快到医院就诊。

当然，也有不少患者没有任何症状，是在日常体检中通过 B 超等检查发现的，直到准备做手术了都完全没有任何异常感觉。这也是包括上尿路尿路上皮癌在内的很多肿瘤的特点，也彰显了日常体检的重要性。

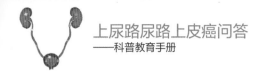

　　所以，肿瘤这个讨厌的疾病确实有时候"张牙舞爪"，有时候"悄无声息"，出现症状的时候需要及时就诊，没有症状的时候也不能忽视日常的体检。

（吕　潇　杜　洋）

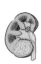

患上尿路尿路上皮癌能活多久？

> 🌢 在本节，我们关注一个沉重的话题，患上尿路尿路上皮癌能活
> 多久？

一、本病的比较凶险

　　总体来说，上尿路尿路上皮癌的生存时间不如同是泌尿系统肿瘤的前列腺癌和肾癌。即使是和"孪生兄弟"膀胱癌相比，上尿路尿路上皮癌的生存时间也更短。尿路上皮癌侵袭性较强，且上尿路尿路上皮癌生长位置比较隐匿，早期不容易出现症状，临床上也没有特别好的筛查手段，使得发现肿瘤时病情普遍比较晚。这是上尿路尿路上皮癌患者生存时间较短的重要原因。

二、有条件的情况下尽快手术治疗

　　总体来讲，如果患者在发现病情的时候还能进行手术治疗的，最好能进行手术。对于很多肿瘤负荷比较高的患者而言，不做手术的话能够坚持的时间可能只有几个月到 1 年，而接受手术治疗的患者的生存时间则有机会延长到 5 年甚至更长的时间。当然，不是所有患者做了手术都能有这么好的效果。有些患者做了手术生存时间很长，也有些患者尽管接受了手术，却没有争取到额外的生存时间。

三、最主要的因素是肿瘤的早晚期

　　前面已经讲过，肾盂和输尿管都是分为好几层的，尿路上皮是最内的一层，而在中间的有一层肌肉，医学上叫"固有肌层"。这层肌肉是肾盂和输尿管最厚也是最主要的结构层次，里面有很多血管和淋巴管。一旦肿瘤侵犯到固有肌层，患者剩下的时间就要显著缩短了。上尿路尿路上皮癌患者在就医的时候病情经常比膀胱癌患者晚，后者一般只有 20% 左右的患者肿瘤侵犯到肌层，而超过 60% 的上尿路尿路上皮癌患者在首次就医时就已经侵犯到肌层了。如果肿瘤处于比较早期，没有侵犯到肌层，那么在医生采取适当的治疗方式将肿瘤消灭干净后，最好的患者可以坚持超过 10 年以上。如果肿瘤已经侵犯到固有肌层，那么患者能够坚持的时间就要相应地缩短了。

四、肿瘤的恶性程度与生存期的关系

除了病情的早晚，另一个决定患者生存时间的因素就是肿瘤的恶性程度。如果一名患者接受了手术治疗或者取了活检，病理医生给出的病理报告上一般都会描述肿瘤是"低级别尿路上皮癌"还是"高级别尿路上皮癌"，这里的"低级别"和"高级别"就是指肿瘤的恶性程度。低级别尿路上皮癌恶性程度较低，肿瘤生长速度、侵袭性以及复发、转移的风险均较低。只要发现得不是太晚，很多低级别肿瘤患者能够做到在规范的治疗和规律的随访下长期生存。而高级别的肿瘤恶性程度更高，即使是经过正规的治疗，复发、转移的风险仍然很高。所以即使是比较早期的患者，如果是高级别肿瘤，往往也很难长期生存，如果不幸病情本身又较晚，那生存时间又会进一步大大缩短了。

五、理想情况平均存活的时间

在理想情况下，如果手术进行得很成功，完整切除了肿瘤，患者也坚持下来了接下来的化疗、免疫治疗等，有望可以存活 5 年左右。但是如果肿瘤已经长到手术都没办法切干净的地步，或者因为身体原因没办法接受化疗，那很有可能只能坚持 2 年左右的时间。而最晚期的患者，如发现病情时肿瘤就已经转移已经没办法手术了、又没有办法接受化疗的，很可能就只剩下几个月的时间了。

六、影响生存时间的其他因素

除去病情的早晚和肿瘤的恶性程度这两个对生存时间影响最大的因素之外，还有很多其他因素也有一定的影响。比如，患者发病时的年龄，在很大程度上决定了患者剩余的寿命、身体状况和对治疗的耐受程度，也和生存时间密切相关。患者的一般健康程度，是否合并高血压、糖尿病等慢性病，平素是否吸烟等因素也会对生存时间产生明显的影响。在患者就诊时，外科医生一般会仔细评估患者的 CT 片，评估患者肿瘤的大小、位置，数量，是否合并有肾积水等，这些因素也都对生存时间有所影响。

（鲍一歌）

第二章

诊断与治疗

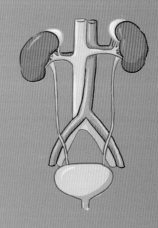

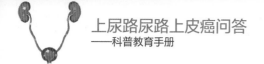

上尿路尿路上皮癌的一般诊治流程

> 💧 在了解上尿路尿路上皮癌的诊治细节前，我们首先了解一下上尿路尿路上皮癌的一般诊治流程。

　　上尿路尿路上皮癌的一般诊治流程包括基本的诊断和治疗两个方面，不同的患者需要针对其自身情况制订针对性的治疗方案。图 2-1 简单列出了上尿路尿路上皮癌的一般诊治流程。

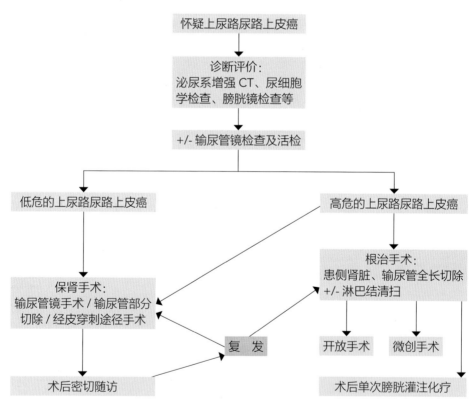

图 2-1　上尿路尿路上皮癌的一般治疗流程

（方冬　何宇辉）

怀疑上尿路尿路上皮癌需要做哪些检查？

> 当怀疑是上尿路尿路上皮癌时，需要进行哪些检查？这些检查目的是什么，对人体是否有副作用？

很多时候做检查并非完全是为了"明确是这个病"，还要评估病情到了什么程度、早期还是晚期、是否发生转移、和周围器官的关系如何等各种涉及诊断及治疗的问题。其实在做这些检查的时候，医生的大脑中已经思考过了这么多的问题。通俗的讲，需要做的检查可以划分为以下这几类：化验尿，化验血，拍片子，做镜子。

一、化验尿

最常见的化验尿的检查是尿常规（图2-2），该检查可以分别

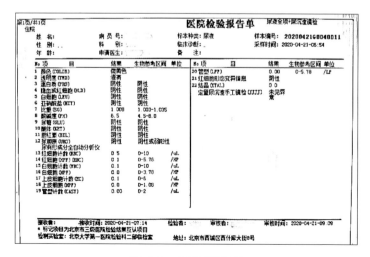

图2-2 尿常规检查

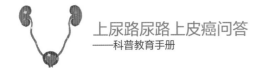

出尿液有没有感染、有没有血尿。不过对于这个病更重要的是从尿中判断有没有肿瘤。最经典的检查叫"尿细胞学检查"，有时也叫"脱落细胞学检查"。这个检查的原理比较容易理解，因为肿瘤是和尿液直接接触的，在肿瘤生长的过程中，除了出血外，会有少量肿瘤细胞脱落，随尿液排出体外。做尿细胞学检查时，通过对尿液的离心，将离心后浓缩的细胞进行病理染色，通过显微镜观察有无恶性细胞，从而协助临床医生判断病情，做出诊断。

比较"高级"的一种检查叫"尿液 FISH 检查"（图 2-3）。FISH 在这里不是"鱼"的意思，它是一项检查的缩写，全称尿液

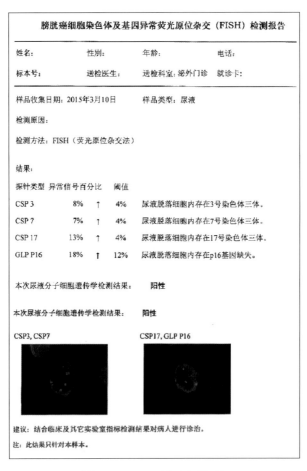

图 2-3 FISH 检查报告单

脱落细胞荧光免疫杂交实验，同尿细胞学检查类似，其针对离心后的尿液细胞进行检测。同尿细胞学检查相比，进行 FISH 检查时，恶性肿瘤细胞在显微镜下会发出荧光，其检测的灵敏度会更高，通俗地说，FISH 更容易发现恶性肿瘤细胞。但是，该检查较尿细胞学检查费用更高，而且对设备技术有一定要求，现在还没能做到全国推广。除了 FISH 之外，还有一些别的肿瘤标记物，比如 NMP22、BTA 等，医生可能会视具体情况酌情开展。相信随着技术的进步，特别是对于基因突变认识的发展，会有更加准确、更加敏感、更加方便的尿液检查方法出现。

二、化验血

很遗憾尿路上皮癌没有很典型的通过血液可以化验的肿瘤标记物。这一点远远不如前列腺癌方便，一个 PSA 就让医生和患者都心里大致有数了。尿路上皮癌抽血其实很难提供和肿瘤直接相关的太多信息。实际工作中，价值比较大的抽血化验是跟肾功能有关系的，比如血清肌酐、尿素氮、血清钾离子等（图 2-4），这些能够提示现在的肾功能状态如何了、对身体影响有多大了，辅助医生进行治疗。其他检查项目也有一些意义，不过客观的讲和肿瘤本身关系不太大。

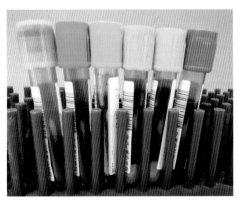

图 2-4　血液检查

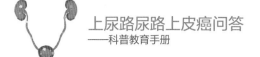

此外，为了做手术还要专门做一些检查，典型的包括一系列抽血化验比如血常规、凝血功能等（此外还有一些非抽血的检查，比如心电图等），这些检查并非和上尿路尿路上皮癌有直接关系，而是针对做手术的患者都需要的。这里就不展开了，请各位患者在经治医师的安排下接受检查。

三、拍片子

这是大家心目中最经典的检查，几乎所有的实体肿瘤都可以靠影像学检查来进行诊断。上尿路尿路上皮癌典型的检查包括：① B超：最简单，最方便，一般也最便宜，大夫拿着一个探头在身上涂一涂就完了，很多时候可以用来作为疾病的初始筛查，不过准确性相对有限；② CT：最常用，并且如果肾功能没问题可以做增强 CT 的话那么这是目前最推荐的影像学检查，大多数情况下做了增强 CT 就基本上看的清清楚楚了（增强扫描就是通过静脉往体内注射一些造影剂，然后在 CT 的扫描中可以看的更加清楚）；③ MRI：磁共振其实意义也很大，不过目前大多数时候是在患者不便做 CT 的时候应用，这个检查能提供的信息很多，不过做起来也比较复杂，需要患者在机器中保持姿势不动约 20 分钟；④造影：造影就是想办法把造影剂灌到管道里，然后照片子——其实照的就是 X 线片，不过当有造影剂在体内的时候，可以很清楚可见造影剂的分布情况，看清楚边缘是否有病变，也可以动态观察造影剂的排泄。不过如何把造影剂灌到肾盂和输尿管里面呢？其实造影分两种：第一种叫顺行造影，也叫静脉肾盂造影（IVP）或者静脉尿路造影（IVU），把造影剂打到静脉里面然后自身代谢到肾盂中（就像尿液排出的途径一样）；另一种叫逆行造影，是通过膀胱镜然后插一根管子到肾盂里面，再打造影剂（图 2-5）。

实际工作中医生会根据患者的具体情况和所在单位的情况进行检查的选择，因此大家了解即可，届时请听从经治医生的安排。并

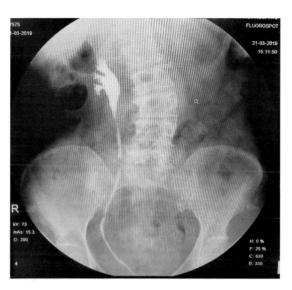

图 2-5　插管逆行造影

且除了一点点辐射（其实危害并不大）和造影剂过敏等风险（发生率很低）之外，这些检查并无什么副作用。请注意针对上尿路尿路上皮癌的影像学检查很多需要空腹，并且 B 超、CT 和 MRI 可能还需要憋尿。

四、做镜子

　　这是很多患者不太理解的一点。在针对上尿路尿路上皮癌进行手术之前，都需要做膀胱镜来明确有没有膀胱癌。膀胱镜是可以同时观察尿道的，虽然尿道癌发生率比较低，但是通过膀胱镜也可以及时发现。有一些患者是需要做输尿管镜的，下一节详细探讨这个话题（图 2-6）。

　　上文已经提到了，膀胱癌属于"下尿路尿路上皮癌"，和上尿路尿路上皮癌是同一性质的，上尿路和下尿路的尿路上皮癌很容易同时发生。上文提到的脱落细胞除了能够作为临床检测尿路上皮癌的依据外，本身还可能在肾盂、输尿管、膀胱、尿道等任何被尿路上皮覆盖的地方定植下来，成为种子，逐渐长成新的肿瘤。临床上

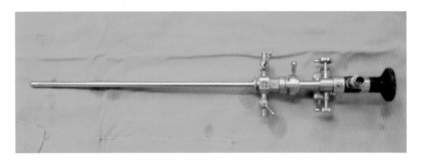

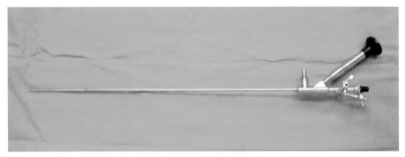

图 2-6　膀胱镜（上）与输尿管镜（下）

肾盂癌或输尿管癌同时合并膀胱癌的情况并不少见（我国报道大约10%，国外更多），所以常规行膀胱镜检查，可以早期发现膀胱和尿道中可能并发的肿瘤，予以同期处理。

（方　冬　熊耕砚　余霄腾）

上尿路尿路上皮癌是如何确诊的？

诊断一个疾病需要根据临床症状和各种检查综合判断，当怀疑患上尿路尿路上皮癌时，怎样才能确诊？

　　想确诊一个位于体内的看不见摸不着的疾病确实不太容易。严格意义上讲，"确诊"一个疾病，特别是肿瘤性疾病，最准确的办法是病理检查。就是说，把这个肿瘤的组织，进行一些处理之后由病理科医生在显微镜下观察。因此，什么时候能彻底准确的明确这个病呢？那最理想的情况下，是手术切除了肿瘤，然后送去到病理科医生检查——事实上，对于所有需要接收手术切除的肿瘤患者，切除下来的标本都是要去进行病理学检查的——可是完全依靠这个来作为一个"检查"手段，就属于事后诸葛亮了。

　　那么如何能在手术切除前获得病理呢？有没有可能不做根治性的切除手术，就获得病理呢？这里有一个概念叫"活检"，就是想办法在人体的肿瘤组织上抓取一小块，通过这一小块来确定病理。抓这一小块组织相当于一个小的手术。对于一些实体性的器官肿瘤，一般可以采用"经皮穿刺活检"的方法，比如甲状腺癌可以通过脖子的皮肤穿刺取，前列腺癌可以通过会阴的皮肤或者通过直肠来穿刺取（当然人肉眼是看不见皮肤下面长什么样的，这种一般都是在超声引导下穿刺的）；对于一些有腔道的器官，可以用内镜伸到里面去观察并且取活检，比如可以通过胃镜看到胃癌并取病理，比如，膀胱癌也是依靠膀胱镜来诊断的。

　　我们先看看膀胱镜是怎么做的（所有上尿路尿路上皮癌患者都推荐查膀胱镜）：患者躺在一张检查床上面，两腿张开（有点像妊娠妇女分娩的姿势），然后医生把膀胱镜通过尿道插到膀胱中，这

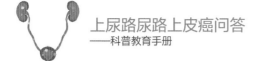

个镜子看起来不大其实包括了摄像头、光源，能够把镜头能看到的地方传递到显示屏上面（图2-7）。这个器械还可以伸器械到膀胱中，从而进行活检。这个检查可以广泛开展，肯定有其一定的便利性：一般不需要住院；一般只需要局部麻醉就可以（男性会有些不舒服；如果使用软膀胱镜的话男性也很容易耐受，详见后文）；风险并不大，真正造成尿道狭窄、膀胱穿孔的病例极少，一般仅仅就是事后排尿不舒服几天或者短暂血尿而已。

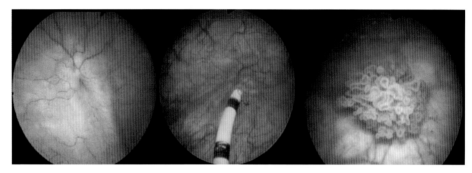

图2-7　膀胱镜下的表现（左图为正常的膀胱黏膜和输尿管口；中图为向输尿管口内插入了导管，可以进行逆行造影等操作；右图是膀胱肿瘤）

对于上尿路尿路上皮癌，想获得活检病理的话，比较可行的办法是进行输尿管镜检查，用一根长长的镜子通过尿道、膀胱然后进入输尿管，从而能够抓取一些组织取到体外做病理检查。现在的输尿管软镜也是可以伸到肾盂里面的，所以肾盂癌和输尿管癌都是可以通过输尿管镜技术来获取病理活检的。在绝大多数病例中，这是唯一的在手术切除之前获得病理的方法。对于一些诊断不明确的病例、治疗方式决策起来比较棘手的病例，临床上也确实在依靠这个方法。

但是，对于多数患者，其实根本不需要做输尿管镜，也最好别轻易做。一方面，依靠CT（图2-8）、尿液化验等基本上没有创伤、没有痛苦的检查，其实大多数病例中都可以基本明确诊断。另一方面，这个操作的复杂程度、技术含量和风险都远远大于膀胱镜，并且输尿管镜检查本身对于诊断和治疗就存在一定的争议性。由于器械需要穿过尿道、膀胱进入到输尿管内（甚至肾盂内），做输尿管镜一般是需要全身麻醉或者椎管内麻醉的（就是俗称的"半身麻醉"，包括腰麻、硬膜外麻醉等），麻醉本身就会带来一堆风险，而且一般需要住院。输尿管口很细，而且输尿管很长，这个操作需要有一定经验的泌尿外科医师才能开展，技术难度比膀胱镜高得多。一旦发生输尿管撕裂，那么后果很严重，很可能需要开腹手术。即便以上都能克服，由于输尿管镜检查的过程中不可避免会出现局部的少量渗出，如果在输尿管镜检查后给患者做根治性切除手术的话，会发现各个器官、各个组织之间粘连很紧密，手术难度会增大；而且近几年来已经有研究者总结病例发现，做了输尿管镜检查的话，做完手术之后复发膀胱癌的风险会增高（可能和输尿管镜检查中造成的肿瘤播散有关）。

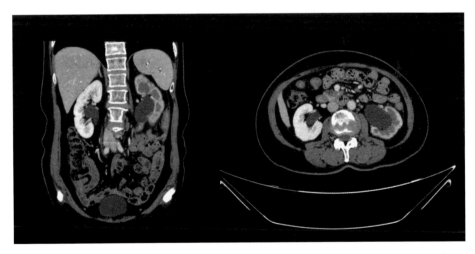

图 2-8 典型上尿路尿路上皮癌 CT 图像（左图为冠状面，右图为横断面）

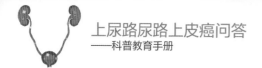
因此，要是真想术前确诊的话，可以依靠输尿管镜，但是多数病例，是不去做这个检查的。理论上手术切除的最终病理结果确实可能是良性，所以目前医生都在探索更加准确的无创的检查方法，力争术前诊断尽量准确。

（方　冬　熊耕砚）

上尿路尿路上皮癌与肾癌、 输尿管息肉等的关系

> 🔴 肾盂癌是我们平常所说的肾癌吗？输尿管癌与输尿管息肉又是什么关系？

一、上尿路尿路上皮癌与肾癌的关系

这两种疾病都是泌尿系统的恶性肿瘤，两者存在一些相似的发病原因和临床特点，所以从这方面来讲两者"很像"。但是，它们实际上是分别起源于肾脏器官内不同类型的细胞，也就是咱们俗话讲的"根源"是不同的。这导致了这两种肿瘤在泌尿系统的定位也是有差异的。上尿路尿路上皮癌发生于移行细胞覆盖的肾盂和输尿管（表2-1），而肾癌却是发生于肾实质内，所以它们是不同的两类肿瘤。

表 2-1 上尿路尿路上皮癌与肾癌区别

	上尿路尿路上皮癌	肾癌
发病部位	尿路上皮	肾实质本身
典型表现	早期血尿为主	晚期血尿
预后	较差	较好

那么，这两种肿瘤的"根源"到底有什么不同呢？

前面的章节已经对上尿路尿路上皮癌的来龙去脉做了一个详细讲解，现在我们就来讲讲肾癌。肾癌的全称是肾细胞癌，是发生于肾小管上皮的一组恶性肿瘤。它占成人肾脏恶性肿瘤的90%以

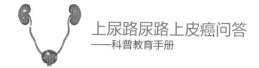
上，常发生于 55～60 岁的成年人。根据流行病学的统计，男性的发病率大概是女性发病率的 2～3 倍。那么什么是肾小管呢? 肾小管是一种位于肾实质内的细长小管，它在尿液的产生过程中发挥非常重要的作用。这些小管是由一些立方形或扁平型的细胞围成（图 2-9）。如果这些细胞受到致癌因素的刺激，可以导致细胞内的基因发生一些不可逆转的改变。这些基因的改变可引起肾小管上皮细胞不能沿正常的规律"生老病死"，而变成一个混乱、不听从指挥、无休止复制并生长的另类坏家伙。并且这还不罢休，这些坏家伙还会往身体的其他地方转移，侵占其他部位正常细胞的生存空间。这个坏家伙就是肾细胞癌了，也就是我们通常所说的肾癌。

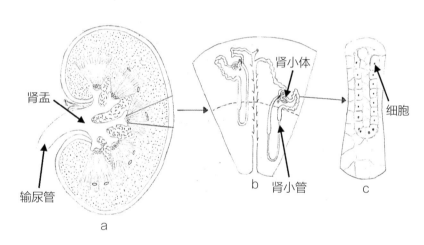

图 2-9　肾脏的结构

a. 肾脏剖面模式图；b. 肾小体、肾小管模式图；c. 肾小管局部细微模式图。

肾癌之所以是一组恶性肿瘤的总称，这是由于肾小管是一种细长而复杂的管道系统，小管上不同部位的细胞类型和功能也是有差异的。并且即使是同一类型的细胞在受到致癌因素刺激时发生的改变也是不一样的。这些因素都导致了肾小管上皮细胞演变成的坏家伙也是不同的。所以，肾细胞癌又可以细分为透明细胞性肾细胞癌、乳头状肾细胞癌、嫌色性肾细胞癌和肾髓质癌等。这些不同类型肿瘤的发生率也是有差别的。其中，透明细胞性肾细胞癌发病率最高，约占肾细胞癌的 65%～70%，其次是乳头状肾细胞癌，其他类型的发生率则比较低一些。

二、上尿路尿路上皮癌与输尿管息肉的关系

前述的章节介绍过输尿管的结构，输尿管内表面覆盖着一层尿路上皮细胞（即移行细胞）。这种细胞是一类非常特殊的细胞，也可以理解为是一种特别"专业化"的细胞。但输尿管常发生一些特殊情况，比如细菌感染、结石、化学物质的刺激、机械性损伤和过敏反应等。这些特殊因素均可引起尿路上皮细胞发生变化，扰乱细胞的正常代谢规律，进而表现为增生、生长混乱等现象。如果这些因素长期存在，久而久之输尿管就会出现一些可以通过超声、CT或内镜等检查手段观察到的外形变化，如局部的隆起、乳头状或长条状的新生物等，这些就被宽泛的称为输尿管息肉了（图2-10）。

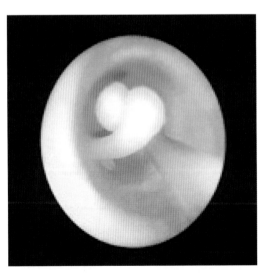

图 2-10 输尿管息肉

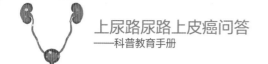

输尿管息肉一般多出现在输尿管的上部，尤其是肾盂和输尿管的连接处，可以单发也可以多处出现。在显微镜下观察，它通常是一种表面覆盖尿路上皮（移行上皮），中间是一些血管和纤维等组成的突入输尿管的结构，一般是良性的。但并不是每个息肉都是这样的，在受到刺激的类型或持续时间不同时，它们可能会表现出不同的性质。如果这个不良刺激长期存在导致一些基因发生了严重的不可逆改变，这时出现的新生物就有可能变得不好，甚至转变成为恶性肿瘤。

上尿路尿路上皮癌在外形上与输尿管息肉是有一定的相似性的，甚至其他一些恶性肿瘤也有可能呈现息肉样的外观。仅通过影像学等手段是不能将它们严格区分开的，所以当医生通过这些手段发现输尿管息肉时，这时就必须要引起注意了，但也不必恐慌。这时你需要配合医生的检查，选择合适的检查手段。近些年来，通过检查尿沉渣标本来检测脱落到尿液中的尿路上皮癌细胞（尿脱落细胞学检查）得到广泛应用。这项诊断技术也日益成熟，具有无创、便捷和经济等特点。当应用多种诊断方法仍然无法确诊，需进一步通过输尿管镜直接取肿物的组织标本进行病理切片检查，这也是医生通常所说的"输尿管镜活检"了。通过显微镜观察病理切片中病变组织的细微形态特征，通常会得到病变的准确诊断。

（叶烈夫　林友成　吕　明）

为什么要切除
患侧的肾和全部输尿管？

> 💧 为什么上尿路尿路上皮癌的手术要把整个肾脏连同输尿管都切掉，这其中有什么缘由吗？

　　肾盂癌或者输尿管癌统称为上尿路尿路上皮癌。这种病通常来说，发病率较低，早期不容易诊断，在疾病早期容易发生局部浸润或远处转移，是一种预后比较差的肿瘤，让老百姓"谈癌色变"。

　　上尿路尿路上皮癌具有一个重要特点，那就是在数量上容易多发，治疗后容易复发。只要发现了上尿路尿路上皮癌，那么理论上可能同一侧的从肾盂到输尿管末端开口都处在长肿瘤的风险当中：很可能拍片子仅仅发现了在输尿管里面有一个肿瘤，但是其实在肾盂里面已经有潜在的、很小的肿瘤病灶了，因此最好同一侧肾脏和输尿管完整的切除。并且即便在手术时在肾盂没有肿瘤、仅仅切除了输尿管的肿瘤，手术后理论上肾盂也有复发肿瘤的风险。对于肾盂癌患者，也是同样的道理，她／他的输尿管也处在长肿瘤的风险之中。因此，这种病的主流治疗方式，需要切除患病一侧的肾脏，输尿管全长以及一部分的膀胱组织。这种传统的治疗方法可以有效的、尽量彻底的切除肿瘤组织，把肿瘤种植、复发的风险降低到最小。

　　过去做一个这样的手术，需要在患者的腰部和腹部分别切开一个大口子。患者术后恢复时间比较长，术后伤口容易疼痛。近年来，随着设备和外科技术的进步，腹腔镜肾输尿管全长切除术已经逐渐成为治疗上尿路尿路上皮癌的一种主流治疗方式。它创伤小、

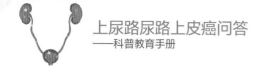
恢复快、手术并发症相对小，并且能够达到与开放手术相同的治疗效果。

当然对于一些"特殊"的患者，腹腔镜或者开放的肾输尿管全长切除术可能并不合适。例如孤立肾、双侧上尿路尿路上皮癌、肾功能不全的患者。对于这些患者，医生有可能推荐他们进行保留肾脏的手术。对于低级别低分期肿瘤较小的患者，选择保留肾脏的手术也是可行的（具体见相关章节）。近年来，对于输尿管癌的放疗和化疗也有长足的进步，给了相关的患者更多的选择。需要特殊注意的是，医生往往需要在最大限度切除肿瘤延长患者寿命，和保留患者肾脏保证排尿功能里面做选择。需要"两害相权取其轻"。"切肾"还是"保肾"有时需要综合考虑患者的年龄、病情、肾功能及个人意愿等综合考虑。对于那些选择了保守手术的患者，术后往往需要更加密切的随访，来监测肿瘤复发，术前术后可能要结合化疗、灌注治疗以及放疗等辅助治疗，提高疗效。

但是值得注意的是，对于临床上高分级高分期的患者，即使积极的手术治疗，预后也比较差。因此，平时需要重视定期体检，早发现、早诊断、早治疗，把恶性肿瘤的种子扼杀在萌芽阶段。

（刘　苗　张洪宪）

微创手术的风险与获益

> ● 什么是微创手术？究竟是怎样的微创？它有什么风险与获益？

一、这个手术的创伤和风险会很大吗？

做任何手术都有一定的风险。手术一般需要全身麻醉，可能会出现一些麻醉并发症和心脑血管意外。手术时间的长短与手术的大小和操作者的熟练程度有关，手术中可能发生大出血、误伤邻近器官等并发症。告知风险是让我们更好的去应对。多数患者还是能够很顺利的耐受手术的。不必过多担心，经过充分术前评估及术前准备、术中规范操作，出现极端意外的可能性是比较小的。

二、什么是微创手术

对于一些比较复杂的泌尿外科疾病，目前手术创伤还是比较大的，所以很多患者感觉特别苦恼。传统的开腹手术需要在患者的腹部开一个比较大的切口，自从腹腔镜出现以后，很多泌尿外科疾病的治疗就变得简单，许多过去的开放性手术现在已被腹腔镜手术取而代之。

腹腔镜是一种带有微型摄像头的器械。所谓腹腔镜手术就是在腹部的不同部位做数个直径 5 ~ 12mm 的小切口，通过这些小切口插入摄像镜头和各种特殊的手术器械，将插入腹腔内的摄像头所拍摄的腹腔内各种脏器的图像传输到电视屏幕上，然后医生通过监视器屏幕上所显示患者器官不同角度的图像，对患者的病情进行分析判断，并且运用特殊的腹腔镜器械进行手术（图 2-11）。腹腔镜手术避免在患者腹腔部位留下长条状的伤疤，恢复后，仅在体表留有几个小的线状瘢痕——一般 3 ~ 5 个，一般大小在 0.5 ~ 1cm 左右，

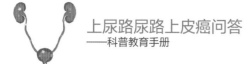
可以说是创面小、痛苦小的手术，因此也有人称之为"钥匙孔"手术。腹腔镜手术的开展，减轻了患者开刀的痛苦，同时使患者的恢复期缩短，并且相对降低了患者的医疗费用，是近年来发展迅速的一个手术项目。

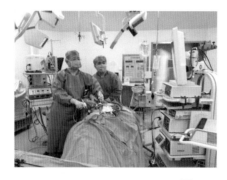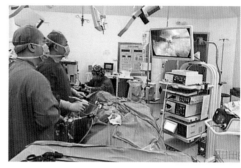

图 2-11　腹腔镜手术

　　随着 3D 技术的发展，3D 腹腔镜技术油然而生，3D 腹腔镜技术继承了传统 2D 腹腔镜的优势又补其不足。3D 腹腔镜具有手术视野的三维立体感和手术操作的纵深感，是对传统腔镜技术的进一步发展和有益补充（图 2-12）。其优势在于还原真实的手术视野，间隙的显露具有层次感，便于保护血管、神经和重要的器官，患者能恢复的更快，生活质量更高，并发症减少。

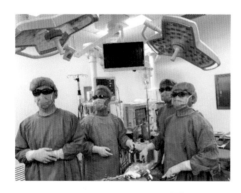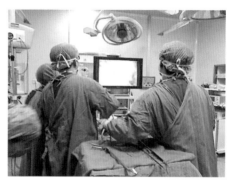

图 2-12　3D 腹腔镜手术

三、做微创手术比做开放好吗？

腹腔镜在完全无痛情况下应用于外科患者，可直接清楚地观察患者腹腔内情况，了解致病因素，同时对异常情况做手术治疗。与传统开刀手术相比（图 2-13），具有以下优势：

1. **多角度"视察"，效果直观** 腹腔镜可以在不牵动腹腔脏器的前提下从不同角度和方向检查，甚至可以看到一些很深的位置，达到直观检查的效果，无漏诊，无误诊。一般采用全麻，各项监护完备，安全性大大增加。

2. **创伤小、恢复快** 腔镜手术在密闭的盆、腹腔内进行，内环境受到的干扰很小，患者受到的创伤远远小于开腹手术，术后疼痛轻，恢复快，可早期下床，睡眠姿势相对随意，大大减轻了家属陪伴护理的强度。

3. **并发症和后遗症少** 腹壁戳孔取代了腹壁切口，减小了腹壁肌肉、血管和相应神经的损伤，术后出现腹壁薄弱和腹壁切口疝的概率大大减小，不会因为腹壁肌肉瘢痕化影响运动功能，不会因为腹壁神经切断引起相应皮肤麻木。腹腔镜手术对腹腔内脏器扰乱小，避免了空气和空气中尘埃细菌对腹腔的刺激和污染。术中以电切电凝操作为主，对血管先凝后断，止血彻底，出血少。

4. **腹腔、盆腔粘连少** 微创技术，不需要开刀，手术对腹

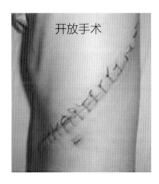
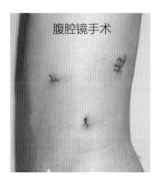
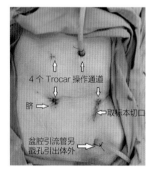

图 2-13 不同手术方式的切口

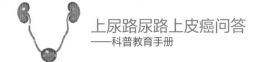

腔、盆腔干扰少，纱布和手对组织的接触减少，术后肠功能恢复快，可较早进食，因此腔镜手术后患者腹腔、盆腔粘连远远少于开腹手术。

5. 住院时间短，减轻患者负担　手术由专业医师操作，短时间即可完成治疗，对正常生理功能影响小，术后很快恢复正常生活和工作。手术为微创性，用药少，恢复快，住院时间短，也能一定程度上减轻患者经济负担。

6. 腹部美容效果好　传统手术瘢痕呈长线状，影响外观，腔镜手术愈合后瘢痕小，不影响美观，特别适合美容需要。

但腹腔镜手术还具有相应局限性。腹腔镜手术的局限性也在于微创，术中视野不如开腹好，一些复杂情况无法看到；体外操作空间有限，复杂手术流程无法完成。如果腹腔镜手术中，如果出现大出血等异常情况，或者腹腔内粘连很严重。在腹腔镜的操作下解决不了，就会转为开腹手术，腹腔镜手术前医生都会跟家属交代这一问题，所以在腹腔镜手术前，家属要做好中途可能会开腹手术的准备。

四、什么是机器人手术

达芬奇外科手术系统是一种高级机器人平台，其设计的理念是通过使用微创的方法，实施复杂的外科手术（图2-14）。达芬奇机器人由三部分组成：外科医生控制台、床旁机械臂系统、成像系统。简单地说，达芬奇机器人就是高级的腹腔镜系统。大家可能对现在流行的微创治疗手段如胸腔镜、腹腔镜、宫腔镜等有所了解，达芬奇机器人进行手术操作的时候也需要机械臂穿过胸部、腹壁。

机器人做手术有什么优势？其中的一个优势，精确。为什么精确？难道笨重的设备比外科医生的双手更灵巧？不是，是因为手术机器人的核心处理器以及图像处设备对手术视野具有10倍以上的放大倍数。看得清，所以更精巧，提升了手术精确度。达芬奇手术系统是由外科医生 100% 控制机器人辅助进行手术，该系统将手术医生的手部动作转换为更小，更精准的微小器械在患者体内进行。就好像将他们的眼睛和手伸入患者体内。但是，达芬奇手术机器人做外科手术的成本比较高，每台医用机器人的成本高达几百万美元，中国目前有为数不多的医院可实施机器人手术，手术费用明显比常规手术要高。咱们国家也已经有了一些自主知识产权的机器人操作系统，相信很快会在全国各个医院内开始应用。

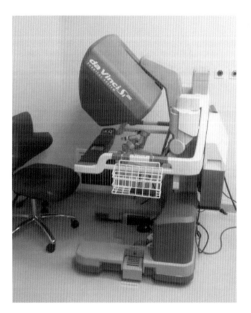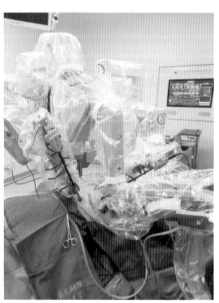

图 2-14　达芬奇手术机器人

（聂清生　李　明　车　梓）

上尿路尿路上皮癌的治疗原则，什么情况可以保肾？

> ◆ 上尿路尿路上皮癌的手术治疗必须切除全部肾脏及连同的输尿管吗？什么情况下可以做保肾手术？

一直以来，上尿路尿路上皮癌治疗的"金标准"为患侧肾、输尿管全长切除加膀胱袖状切除术。然而对于孤立肾、慢性肾功能不全、双侧上尿路肿瘤以及不能耐受根治性手术的患者，行患肾切除可能就预示着需要接受肾移植或是长期的透析治疗。而且上尿路尿路上皮癌具有多灶性生长及易复发的特点，即使行根治性肾输尿管全长切除，术后对侧上尿路肿瘤复发的概率仍有 2%～6%。因此保留肾脏器官（kidney-sparing surgery，KSS）的上尿路肿瘤治疗方法（包括输尿管镜肾盂/输尿管肿瘤切除术、经皮肾镜肾盂/输尿管肿瘤切除术及输尿管部分切除术）的出现，为一些特殊患者提供了新的治疗方案，不仅可以控制肿瘤进展，又可以尽量保留泌尿系统的完整性。

一、保留肾脏手术的适应证

欧洲泌尿外科指南推荐的保留肾单位手术治疗低危上尿路尿路上皮癌的指征包括：单发肿物；肿物小于 2cm；低级别肿瘤；CT未见浸润征象；接受积极监测随访的患者。此外，对于一些特殊类型的患者，包括：①孤立肾：先天性（缺如或发育不良）或者后天性（外伤、炎症、肿瘤等因素导致一侧肾切除者）、功能性孤立肾（一侧肾萎缩无功能）②双侧上尿路肿瘤或者合并其他情况需行对侧肾切除者。③慢性肾功能不全者。④患者强烈拒绝行传统的手术切除治疗，要求行保留肾单位治疗并能够接受由此带来的后果的患者，也可以考虑这种手术。⑤患者一般情况较差、无法耐受全麻手术或心肺等重要器官受损无法耐受长时间手术者。随着腔内微创手术技术的发展，以及对上尿路肿瘤认识的深入，其使用范围逐渐扩大，已经成为低危及特殊人群上尿路尿路上皮癌的重要治疗方式。

二、保肾手术的途径选择

1. 输尿管（软）镜治疗　输尿管（软）镜通常适用于比较小的（常常把直径 < 1.5cm 作为标准）的低级别肿瘤。输尿管软镜的出现大大弥补了以往输尿管硬镜的不足，使得输尿管镜诊治范围得以扩大。经尿道输尿管镜电切最早用于输尿管肿瘤，但由于内镜往往受到电切环的限制且为侵入性操作，因此术后输尿管狭窄发生率很高。近年来，随着钬激光在泌尿系疾病中的应用，输尿管镜治疗有了进一步的发展。临床上采用输尿管镜治疗的患者术后并发症发生率较低，约为 8% ~ 13%，主要为术中输尿管穿孔（1% ~ 4%）和术后输尿管狭窄（4.9% ~ 13.6%）。前者可通过放置输尿管支架管或经皮引流，而后者则可通过留置输尿管支架管、狭窄段内切开或是球囊扩张进行治疗。

2. 经皮肾镜治疗　经皮肾镜可用于较大（ > 1.5cm）的肾盂肿瘤及输尿管近端肿瘤。这种方法的优点在于允许较大的腔镜进入、视野清晰便于切除较大的病灶，同时也便于处理经输尿管镜不易切除的肾下盏肿瘤。而且通过术后留置肾造瘘管便于局部灌注治疗。经皮肾镜治疗的并发症发生率高于输尿管镜，如感染、出血、胸腔积液和尿外渗等。其最大的缺点是破坏了泌尿道的完整性，也就增加了潜在的肿瘤通道种植转移的可能。

3. 输尿管部分切除术　输尿管部分切除术适合于输尿管肿瘤。如果是输尿管下段肿瘤可选择输尿管部分切除同时行原位输尿

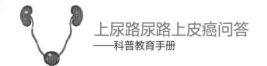
管膀胱再吻合术。如果是输尿管中上段肿瘤可以切除部分输尿管后行输尿管的吻合。为了获取足够的长度在必要的时候可行膀胱腰大肌悬吊术或采用膀胱瓣；若是多发性肿瘤，则需切除更长的输尿管，可以采用回肠输尿管来代替或是选择性的输尿管全切加肾盂膀胱吻合术，或者行自体肾移植术直接将肾脏移植到髂窝中，但这些手术难度都很大、风险也比较大。

综上所述，在考虑是否行保留肾脏手术的时候，首先需要考虑是否是低危肿瘤。其次需要注意权衡生活质量和控制肿瘤、延长寿命之间的平衡，谨慎选择保留肾脏的手术。

（郝一昌　张洪宪　袁易初）

保肾手术的复发风险是否更高？

● 保肾手术的复发的风险如何？复发了再全切来得及吗？

　　对于保肾的手术，患者需要谨慎选择，既要考虑保肾手术的好处，也要考虑保肾手术的弊端，不能耽误了最佳的根治性手术的时机。

　　内镜治疗上尿路尿路上皮癌的主要弊端在于肿瘤的复发率较进行肾输尿管全长切除术的患者有所升高，大约在 30%～50% 左右。所以做了保肾手术的患者，需要积极地主动定期复查、随诊。如出现血尿，随时需要复查泌尿系超声，甚至需要进行增强 CT 或磁共振的检查，部分患者好需要进一步接受有创的内镜检查。即使没有任何症状，定期做膀胱镜、输尿管硬镜或软镜的检查也是非常必要的，如果在手术当中发现可疑病变，需要及时取组织活检并使用激光切除或烧灼病变组织，这样还可以继续保留病变侧的肾脏。但如果病变发展迅速，或者病变较原来出现进展，尽快进行肾输尿管全长切除术也许是控制肿瘤更好的办法。

　　输尿管末段的低危肿瘤，医生可以考虑行输尿管节段切除、输尿管膀胱再植术。据文献统计，对于分期较早、分级不高的患者，输尿管节段切除的保肾手术与根治性手术相比，复发率相当。但是，保留的肾脏、输尿管的尿路上皮均存在肿瘤再发的风险。所以要求患者及家属的依从性一定要好，积极主动监测、复查和随访。如果出现问题，能够理解，与医生积极沟通，积极配合后续治疗。

　　目前肿瘤的治疗是一项系统工程，进行了保留肾脏手术的患者，还可以通过结合化疗，放疗以及免疫治疗等进一步减少复发率，提高整体生存率。

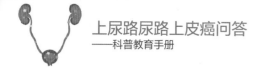

所以希望接受了保肾手术的患者能够理解，完美的选择是不存在的，医生也只能尽量在"保留肾功能"与"更好的根治肿瘤"之间进行权衡，我们需要了解各种选择的获益和风险；当然也不必太过担心，及时的复查、发现问题及时处理就好。

（郝一昌　张洪宪）

切除了肾是否意味着要透析？

> ♦ 手术切除一个肾脏后，一个肾脏的肾功能足够吗？是否意味着以后都需要进行透析？

一般来说，正常人体生理代谢功能只需要一个肾脏就足够了，每个肾脏大约有 100 万个肾单位，实际工作的肾单位有 10%，其余的肾单位处于"轮流休息"状态。肾脏有强大的代偿能力，手术切掉一个肾后，对侧肾脏功能会代偿性增强，所以剩下的一个肾脏功能往往是够用的。当然少了一个肾脏之后，势必增加另一个肾脏的负担。人体少了一个肾是否影响生活质量和生存状态完全取决于剩下那个肾脏的功能。两个肾脏其实是双保险，少了一个肾脏后，即使当前肾功能正常，不排除后续继发的肾脏病变（比如结石、肿瘤、梗阻、结核、炎症等）导致这个人仅存的一个肾脏也失去功能。

血清尿素氮（BUN）和血肌酐（SCr）测定只能反映总体肾功能情况，对于单侧肾功能情况无法评价。临床上进行切肾手术时，可能会评价对侧肾脏功能。目前常用肾动态核素显像评估单侧肾功能，核素显像剂 ^{99m}Tc-DTPA 是一种可经静脉注射的放射性物质，进入血液后不被肾小管重吸收和分泌，几乎全部被肾小球滤过，可以近似的评估对侧肾脏的肾小球滤过率（eGFR）。对流经肾脏的显像剂进行示踪，通过肾动脉灌注曲线较为准确的定量评估单侧肾功能，测算出单侧肾小球滤过率，对肾功能的受损程度也可定量的评估。

高血压患者因长期高血压引起肾脏小动脉玻璃样变或纤维素样变，使得肾小球硬化、肾小管萎缩、肾间质纤维化及肾血管管腔狭

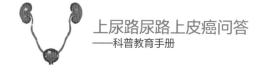

窄，导致肾脏结构和功能受损。长期糖尿病患者可导致糖尿病肾病，引起肾脏血流动力学异常而损害肾功能。高脂血症，因脂质代谢异常导致肾动脉血管内皮发生异常改变进而诱发肾脏功能损害。因此，切除一个肾后若合并其他全身性疾病，应积极治疗原发病，保护残余肾脏功能。

切除一个肾后，应定期复查血清尿素氮（BUN）和血肌酐（SCr）来评估残余肾脏功能，一般如果血肌酐（SCr）大于442μmol/L，说明可能已进入肾衰竭期，残存肾单位代谢功能不足，当然现在也有一些单位直接计算肾小球滤过率（GFR）来评估，必要时需要透析治疗。

总之，如果残余肾脏本身健康，对于人的生活质量和寿命不会有太大的影响，也不需要透析；如果残余肾脏合并有高血压、糖尿病、高脂血症等全身性疾病，需积极治疗原发病；如果残余肾继发结石、肿瘤、梗阻、结核、炎症等，积极争取保肾治疗；如果残余肾脏本身功能不好，需定期随访评价肾功能是否有损害，必要时需要透析治疗。

（尚攀峰　郑　铎）

我做过肾移植，移植肾受影响吗？

> 如果早前做过肾移植，做这个手术会影响移植肾吗？手术对于使用抗排异药物和抗生素有什么需要注意的？

　　随着我国器官移植水平的提高及免疫抑制治疗的发展，肾移植患者的生存时间也逐渐延长。由于术后长期使用免疫抑制剂进行治疗，同时又加之其他多种因素（如做肾移植手术前曾服用龙胆泻肝丸等中药）的影响，肾移植患者对于恶性肿瘤尤其是尿路上皮癌具有易感性。近年来，肾移植术后恶性肿瘤的发生也逐渐受到了关注。我国肾移植术后肿瘤的发生情况和国外有所差别，不同于国外皮肤癌最常见的情况，尿路上皮癌是我国肾移植术后发病率最高的恶性肿瘤，约占肾移植术后恶性肿瘤的 40% 以上。肾移植患者术后尿路上皮癌的发病率约为 1.89%～4.1%，其中上尿路尿路上皮癌的发生率较高，约占 56.4%。

　　和其他恶性肿瘤的治疗类似，对于肾移植术后上尿路尿路上皮癌的患者，只要患者的一般情况允许，就应积极选择外科手术对肿瘤进行根治性切除。对于这部分患者，只要围手术期严密监测、科学管理，手术一般不会对移植肾造成严重的影响。由于尿路上皮癌具有多中心发生的风险，所以术前应采用膀胱镜、泌尿系 B 超进行常规检查，必要时行增强 CT 或磁共振尿路成像进行准确定位。与此同时，还需完善影像学检查，除外其他系统肿瘤。有些患者担心手术以前做检查尤其是增强 CT 会影响自己的移植肾功能，其实只要移植肾功能良好，在做增强 CT 后多饮水多排尿，造影剂对移植肾功能的影响还是比较小的。但若移植肾功能已经有异常，则应尽量避免做增强 CT 检查。并且，术前尽量调整血常规、生化等在

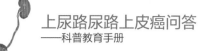

正常范围内。一般而言，为了避免由于手术应激引起的排斥反应，医生通常会在手术当天以及手术后的前两天应用一些激素冲击。并且，肾移植的患者相对于其他患者感染的风险较高，围手术期抗生素的应用较普通患者会更加积极。同样，移植患者会担心抗生素对移植肾脏的副作用，为了尽量减少这种影响，医生会尽量选择对肾脏功能影响小的抗生素如头孢类药物，如果患者已经出现肾功能异常，医生也会根据患者肾功能的实际情况来换算抗生素的用量，所有患者不用过分担心。患者术后第一日即可恢复使用原来的免疫抑制剂，在保证患者不发生排斥反应的范围内，医生会尽可能少使用免疫抑制剂。关于患者术后免疫抑制剂的使用剂量，目前仍旧没有统一的规定。术后应严密监测患者血药浓度、肝肾功能等指标，遵循医生嘱托调整免疫抑制剂用量，以最低的免疫抑制剂剂量来进行维持治疗。同时在围手术期医生也会尽量避免使用其余可能损伤肾功能的药物。此外，由于患者长期使用免疫抑制剂，其伤口的愈合可能会受到一定的影响，术后应积极观察伤口愈合情况，避免伤口感染或者愈合不良的发生，对于肾移植术后患者如果条件允许，应尽可能减小手术切口，但具体情况应根据手术医生的治疗方案决定。

　　患者手术后治疗仍未结束，建议行膀胱灌注（详见后文），并且灌注时应该严格的遵循无菌操作的原则，防止逆行感染的发生。出院之后患者应增加营养，多进食富含优质蛋白、维生素等的食物；平时多饮水、多排尿，保证每日尿量维持在 2000ml 左右。平时生活中注意规律作息，合理运动，避免剧烈运动；预防感染，坚持服用免疫抑制剂；长期坚持门诊复查，术后 1 年内每 3 个月 1 次，2 年到 3 年每半年 1 次，尤其注意定期复查肾功能及免疫抑制剂的血药浓度。

　　对于患有上尿路尿路上皮癌肾移植患者，术后存在一定的复发率，据相关文献报道，一般患者术后膀胱复发率约为 22%～47%，对侧上尿路复发率约为 2%~6%。相比之下，肾移植术后上尿路尿路上皮癌患者的术后复发率较高，尤其是对于既往有马兜铃酸服用史的女性患者而言，但具体数据不一。所以，术后应该积极进行规律复查，尽早发现并及时处理。

（洪　鹏　张洪宪）

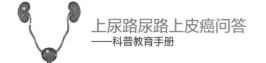
手术前需要做什么准备？

> ● 手术前需要做什么特殊准备？平时吃的药怎么吃？手术前一天有什么需要注意的？

一、手术前需要做什么特殊准备？

俗话说"一年之计在于春，一日之计在于晨"。入院前的充分准备能减少住院过程中很多不必要的麻烦，不仅能使患者就诊流程顺畅、就医体验得到提升，还能给患者带来轻松、愉悦的心情，进而促进疾病的康复。相反，入院前准备不到位可能会给医患双方之间的诊治带来误解，甚至会影响治疗效果。做好入院前准备，应从以下几个方面出发：

（1）物品准备：携带自己的身份证、医保卡、检查报告、检验报告、门诊病历以及既往相关病历、个人生活用品及清洁衣物等。

（2）个人准备

1）心理准备：向医生咨询了解疾病的本质及治疗方案。增加对手术的认识，了解手术的必要性，排除对手术的畏惧。做好思想准备，树立战胜病魔的信心。如有精神紧张和焦虑、睡眠质量差等问题，及时向手术医师反馈。

2）饮食准备：术前饮食切记勿大补、恶补。无胃肠功能疾病的患者宜进食易消化且多样化的食物，如鱼肉蛋类、青菜水果类的普通饮食。有胃肠功能疾病的患者应少食多餐（每日约 5 ~ 6 餐），进食易消化，含纤维少，营养高的半流质饮食。特殊患者如高血压、糖尿病、高血脂的患者应在控制疾病症状的同时根据胃肠道耐受情况选择易消化、多样化食物，以不引起原发基础疾病加重为原则。

3）个人习惯：有吸烟嗜好的患者应在术前 2 周戒烟，减少术中呼吸道分泌物；保持口腔卫生，能有效的减少术后口腔感染。加强肺功能训练，训练咳嗽、吹气球等。训练床上大小便，可预防术后因体位改变发生的尿潴留及便秘。

4）药物准备：是重中之重，将自己长期服用的所有药物反馈给手术医师，在手术医师指导下服用。

若为女性患者，如月经来潮，提前将自己的月经史告知手术医师。

二、平时吃的药怎么吃？

阿司匹林、华法林以及一些非甾体类药物可能增加手术中出血，多数医院会要求在手术前停用。很多头痛、腰腿痛、心脏病、高血压、糖尿病等需要服用的药物，向你的医生说明并询问是否需要继续服用。如果需要停用药物是否需要改用其他药物等。

三、手术前一天有什么需要注意的？

患者首先要注意个人卫生，提前洗个澡，可减少手术切口感染率。切记不要感冒，如身体有不适及时向手术医师反馈。提前摘掉自己的义齿、首饰、隐形眼镜等，避免义齿误入气道及物品的丢失。

手术医师会通知家属签署术前相关的知情同意书（包括手术知情同意书、导尿知情同意书、输血/备血知情同意书、留置胃管知情同意书、中心静脉置管知情同意书等，各医院具体情况存在一定差异），要求患者的被委托人（具备完全民事行为能力）到场签字。术前会给患者备皮，做好手术标记，并交代患者术前12小时禁食、6小时前禁饮水。术前的禁食、禁饮水可降低术中、术后引起的误吸，降低吸入性肺炎的发生率。手术前一天的晚上，手术医师会给患者灌肠，清理肠道，预防术后肠梗阻，药敏试验、配血也是手术所必需的，患者及家属应极力配合。

（聂清生　李　明　车　梓）

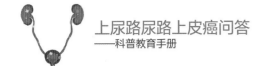
不适合做手术，可以选择化疗吗？

> ● 现的时候就是晚期了，医生说已经没法做手术了，那是不是就得去做放疗或者化疗呢？

通常我们说的晚期上尿路尿路上皮癌，指的是肾盂肿瘤已经侵犯到肾盂周围脂肪或者肾实质、输尿管肿瘤侵犯到输尿管旁脂肪，甚至肿瘤已侵犯周围的器官，出现局部或者远处转移了（图2-15）。这个时候的治疗原则就与局限性肿瘤（也就是俗称的"早期肿瘤"）完全不一样了。

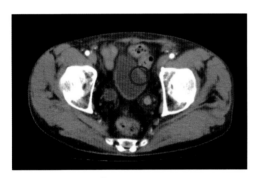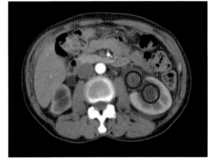

图 2-15　晚期上尿路尿路上皮癌患者 CT 图

同一患者出现的输尿管下段、膀胱（左图）、肾盂、输尿管（右图）多处肿瘤。

对于晚期上尿路尿路上皮癌患者来说，想要通过根治手术完整切除肿瘤已经不现实了，所以治疗原则就是尽量延缓肿瘤的进展、预防肿瘤并发症及提高患者的生活质量。

目前国际上公认的观点是，对于有转移的晚期上尿路尿路上皮癌患者行根治性肾输尿管切除术是没有获益的，唯一能让患者获益的是姑息性治疗，包括姑息性手术、系统性化疗、放疗。

姑息性手术，其主要目的不是将肿瘤根治性切除，而是当肿瘤的生长导致一系列并发症，比如严重的血尿、肾功能不全等时，通过姑息性手术切除病灶或者尿流改道等，减少并发症对患者造成的危害，提高患者的生活质量、延长生存时间。

系统性化疗，主要是基于铂类的联合化疗。目前已有几种以铂类为基础的治疗方案，但是由于合并疾病或者患者肾功能不全，并非所有患者都能接受辅助化疗。目前的研究表明，系统性化疗可能延缓肿瘤进展、延长生存期。

对于放疗，在特定的患者中放疗可能有益于改善对于局部区域和膀胱的肿瘤的控制。

所以，如果患者发现的时候已经是晚期上尿路尿路上皮癌了，那根治性手术肯定是没有价值了。这时候留给患者的治疗手段就非常有限了，唯一能让患者获益的就是姑息性治疗，包括姑息性手术、系统性化疗、放疗等。实际工作中，我们应该具体情况具体分析：如果患者的晚期肿瘤没有造成严重的并发症，且肾功能基本正常，那就以系统性化疗为主；如果该患者的肿瘤导致反复严重的血尿，或者孤立肾患者的输尿管癌导致患者肾功能严重损害等，就可以考虑行姑息性肿瘤切除缓解血尿，或行肾造瘘 / 输尿管皮肤造口等保护肾功能；如果该患者的上尿路尿路上皮癌比较局限或转移到膀胱内，这时候联合放疗可能有益。具体情况需要请经治医生决策。

综上所述，对于晚期上尿路尿路上皮癌患者，姑息性治疗是十分有价值且十分有必要的。

（冯宁翰）

第三章

术后管理及
注意事项

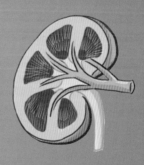

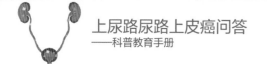

术后病理单是什么？

> ● 切取活检或者术后大约 5~7 天，会收到一张病理单，上面写了很多关于切除组织的信息，这个病理单有什么作用？

　　曾有一个比喻将病理医生比喻成"法官"，病理报告单比喻成"判决书"。也许这个比喻未必十分准确，但却说明病理医师和病理诊断结果在整个疾病诊疗过程中的重要性。病理报告为疾病的诊断、判断疾病所处的阶段及临床医生制定后续治疗方案提供依据。这时大家肯定很好奇，这个病理报告单这么重要，那么它是如何产生的呢？病理诊断的产生是一个十分复杂的过程，尤其是肿瘤性疾病的诊断较其他疾病的诊断更为复杂。首先，医生将通过手术或活检等方法获取的待检测部位组织放入固定液中送到病理科。其次，病理科的医生对标本进行取材、脱水、石蜡包埋、切片、染色等处理，并在必要时根据疾病的特殊情况增加蛋白或基因水平的检测。最后，病理医师再通过显微镜对这些染色的切片进行观察，同时结合影像学资料、血液生化学结果、疾病的发展过程及一些特殊检查结果等，综合分析，必要时还要提请上级医师会诊，最终得出结论。并以病理报告单的形式反馈给临床医生，整个过程复杂而严谨，所以很多人也将病理诊断称为"金标准"。

　　一张病理报告单通常主要由六个部分（每个单位根据自身情况有所不同）组成（如举例 1 和举例 2）：①第一部分是患者的基本信息。②第二部分是标本的大体描述，包括标本的取材部位、大小、质地、颜色、外形、边界等大概信息。③第三部分是标本的显微镜下摄影照片等。④第四部分是显微镜下观察的描述，包括细胞的形态特征等。⑤第五部分是病理诊断，包括疾病的分类——说明是良性还是恶性，如果为恶性还会根据情况描述恶性程度；必要时医生还会将自己根据镜下观察提出的建议写在这里，例如随访及后续的检查等；另外，如果做了分子水平的检测，这部分的结果也会附在这里（各个医院进行的检测项目存在差异）。⑥第六部分为医生的签字盖章及相关注意事项。

举例1

活检组织病理报告

姓名：×××　　　性别：男　年龄：××　送检科室：外科

住院号：×××××××　病区：×区　床号：××

病理诊断：（经输尿管软镜活检左肾盂肿物组织）：尿路上皮病变，待免疫组织化学后续报告。

病理补充诊断：（左侧肾盂肿瘤）：送检小块组织，镜下为非浸润性低级别尿路上皮癌。

免疫组织化学：肿瘤细胞示 CK20（＋），Ki67（30%＋），$P53$（＋）。

报告医生：×××　　审核医生：×××　　　审核时间：××××-××-××

解读：这个病理报告单的结果说明：此次肾盂肿物活检初次诊断证实该肿物的性质为尿路上皮病变，但良恶性未定。通过免疫组织化学染色，确认为非浸润性的低级别尿路上皮癌，同时提示增殖指数较高和 $P53$ 基因突变。

在一份病理报告中有大量的医学专业词汇，有些词汇还很晦涩难懂，这让非医学专业人员很难准确理解报告的含义。而且疾病的种类十分复杂，后续的治疗也不尽相同，如果仅凭患者自己的理解进行判断很可能出现误判进而导致贻误病情。所以当拿到报告后应

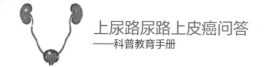

及时与临床医生进行沟通和确认，必要时还应咨询病理科医生的意见，确保后续治疗方向的正确性，才能达到最佳的治疗效果。

举例2

手术切除组织病理报告

姓名：×××　　　性别：男　　年龄：××　送检科室：外科

住院号：×××××××　病区：×区　床号：××

病理诊断：（右肾，全长输尿管及部分膀胱）：（肾盂）高级别浸润性尿路上皮癌，肿物体积 2cm×2cm×1cm，侵及肌层，见有脉管累及，右腹主动脉旁淋巴结 1 枚见有癌转移，直径 0.8cm，肾门血管及周围脂肪未见癌，输尿管断端未见癌。pTNM 分期：T2N1Mx。

附免疫组织化学结果：CK（＋），vim（－），CD10（少＋），p63（＋），CK5\6（灶＋），Ki67（30%＋），Syn（－），GATA-3（＋），P40（＋），CD34（－）。

报告医生：×××　　审核医生：×××　　　审核时间：××××-××-××

解读：这个病理报告单的结果说明：对切除的右肾、全长输尿管及部分膀胱组织进行病理检查，发现右肾盂的肿瘤是恶性的，病理分型是浸润性高级别尿路上皮癌，肿瘤侵袭达肾盂肌层，同时发现外周淋巴结有转移，免疫组织化学染色也支持这个结论，并发现肿瘤细胞增殖指数比较高，病理 TNM 分期为 pT2N1Mx，提示预后不良，需综合评估患者情况决定是否进一步行辅助化疗。

但是在现实工作中，并不是每一份病理报告都会得出确定性的结论。有时病理报告中会出现"考虑为""符合""可疑""不除外"等用词，这就让人很疑惑。不都说病理是"金标准"吗？为什么也会出现这种模棱两可的结果呢？要回答这个问题就还要从标本的获得开始说起。

首先，目前临床上获取标本的方法主要包括外科手术切除、CT\超声引导下穿刺、内镜下活检及脱落细胞学等方法，其中外科手术通常可以将肿物完整切除，其他方法都是获取肿物的部分组织。但一个肿物内部的细胞分布，我们是无法在外面精确知晓的，这就导致通过这些方法获得的标本偶尔会未必具有代表性。举个例子：某个肿物内具有诊断价值的成分有可能在左侧，而我们却取到了其右侧成分，这就会导致最后的病理诊断结果不能准确反映疾病的本质。这是无法完全避免的，只能是通过技术的不断进步尽量减少此类事件的发生。

其次，临床病理诊断学在某种意义上来说属于一种"抽样检测"，例如某个病例送到病理科待检测标本的数量可以很多，体积也可以很大，而病理科用于诊断的切片厚度只有 4μm，两者相差可达近万倍。也就是说病理医生用于诊断的标本可能仅仅是这个肿物的及其微小的一部分。虽然病理科医生可以通过丰富的经验在肿物上最有价值的部位上取材，但这只能最大限度使诊断具有代表性，但却不能达到绝对的一致性。为什么不能将全部的肿物都取材切片呢？这样不就可以了吗。了解病理科工作的人都知道，病理科的人员和资源都是有限的，而病理科的工作又是非常繁杂的，如果全部取材切片，那工作量和消耗都是十分巨大的，这种情况是医生和患者都承受不了的。

还有另一个非常重要的原因，一个疾病，尤其是肿瘤性疾病的发生发展是十分复杂的，并且并不是每个肿瘤都会按照教科书描写的样子去生长。常常会出现一些另类或一些似是而非的改变，这就导致日常病理诊断工作中会遇到一些用现有标准无法明确解释的改变，也就是说病理诊断是存在"灰区"的。这就给诊断工作增加了难度，从而出现了一些不确定性的诊断。对于这种情况病理科有时

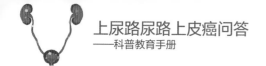
候会通过再次深度切片或结合分子学的检测结果甚至上级医院的专家会诊来解决这些疑难病例，但即使这样也不能保证所有的问题都会得到解决。

当你阅读完上面的内容，在拿到一张病理报告单时是否还会不知所措了呢？在就医过程中，医生开的每一项检查其实都很重要，既不能单纯的依靠某个检查结果下结论，也不能觉得某个检查结果没意义就忽略掉，正确的诊断是建立在对多种检查结果的综合分析之上而得出的。

（吕　明　郝彦勇　叶烈夫　林友成）

术后进食、下地的问题

● 做完手术什么时候能吃东西？什么时候可以下地？

如果一切顺利的话，做完手术 6 小时之后其实就可以吃东西了，首先遵医嘱先进食流食、半流食，逐渐过渡到普食，以清淡易消化饮食为主，多进食当季新鲜蔬菜水果，量由少到适宜。不吃易引起腹胀的食物，如牛奶、大豆等，同时保持排便通畅，便秘时可口服缓泻剂。由于术中体液丧失较多，身体虚弱，需要输液补充电解质也就是我们平时说的输液，并不需要输很多、也不用很长时间（一般术后 2～3 天）。医学上的腹腔和老百姓所说的"肚子里"不是一回事，而上尿路位于腹膜的后面，通俗地说位于"肚子里"胃肠的后面，而且还隔着一层腹膜。所以进行手术的时候，通常情况下并不会影响腹腔，所以对于胃肠功能的影响有限，故可以早期进食。患者在术前一天晚上已经禁食水，故胃肠道发生应激性溃疡的概率增加，早期进食其实也可以预防溃疡的发生。

长期卧床可减慢血液循环，易发生静脉血栓。长期卧床也可使受压部位发生压疮，肺扩张减少，发生坠积性肺炎。故术后 6 小时就可以在床上进行适当的活动。术后第 1 天就可以下床活动，注意先慢慢坐起，然后把双脚搭在床下稍作休息，未出现头晕等不适症状后在床边站立，可以在床边行走，循序渐进。下地活动时引流袋的位置要放的低于引流管。适当的活动有助于肠蠕动、胃肠功能恢复，预防下肢深静脉血栓、压疮及坠积性肺炎的发生。

在此手术中我们主张早下地做一些适当活动，主要原因如下：第一，此项手术目前技术已发展的比较成熟，手术医师止血、缝合已经在手术过程中做的相当到位，故早期下地一般是安全的，并不

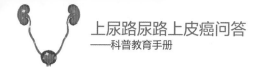

会增加出血的风险；第二，早期下地可以促进胃肠功能的活动，促进胃肠功能的恢复；第三，早期下地可以促进下肢肌肉的活动，促进静脉回流，预防致死性下肢深静脉血栓的形成；第四，可以促进呼吸功能的恢复，预防医院获得性呼吸系统感染的发生。

当然，具体的饮食、下地活动时间也建议尊重经治医生的判断。

（张 建 李 爽）

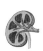

手术完为什么身上带着管子？

> 🔸 手术后回来，一般切口附近会带一至两根管子，这些管子起什么
> 作用呢？

做完手术之后身上带着的管子有伤口引流管、尿管，有些单位还会留置胃管。伤口引流管是将手术过程中在体腔中积聚的液体导引至体外，用于防止术后感染，促进伤口愈合（图 3-1）。尿管由尿道插入膀胱以便引流出尿液。胃管是由口腔或鼻腔插入，在负压和虹吸原理的作用下使胃内容物引出体外，用于降低胃肠道压力，减少胃肠膨胀程度，改善胃肠壁血液循环，促进胃肠功能的恢复——胃管是否需要由手术医生根据患者病情判断，现在很多医院由于手术技术已经相对成熟、术后恢复较快，已经不常规留置胃管。

伤口引流管一般术后 2～3 天拔出，医生会根据术后引流量以及引流液的颜色，决定拔出引流管的最佳时间。尿管大多数医院留置 1 周左右，可能对于术后恢复较好的患者拔除时间会偏早、对于术中创伤较大的患者拔除时间会偏晚。胃管的拔出时间根据术后患

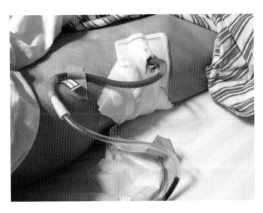
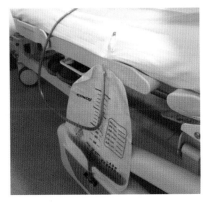

图 3-1 术后引流管及尿管

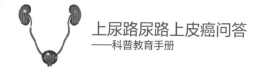

者胃肠功能恢复状况由医生决定。大家需要牢记，管子拔除的时间应该严格遵从医生的安排。

适当的活动，管子是不会脱出的，因为管子都是固定好的。在置管期间应该避免剧烈运动，不提重物，不要用力拉扯管子。在留置管路期间保持各引流管通畅，应避免牵拉，打折。在卧床时，应将引流袋用别针固定于床单上。下地活动时，应将引流袋固定在低于引流部位的位置，防止引流反流。引流管应避免接触地面，防止感染。

需要提醒的是，各个单位的引流管、尿管的规格、样式都有所差异，具体放置位置、留置时间也未必统一，请遵守经治医生的安排。

（张 建 李 爽）

靶向治疗和免疫治疗是什么？

● 本章节，我们聊聊最近大家经常谈及的靶向治疗和免疫治疗。

通俗地讲，如果把人体比喻成一个社会，那肿瘤细胞就相当于破坏社会和谐的"坏人"。然而这些肿瘤细胞并非生来就是无恶不作的"坏人"，他们原本也是本分的好人，只是由于缺乏管教并且受到某种恶性刺激，才变成了"坏人"。人体中的免疫细胞就相当于维持社会和谐的警察，他们原本可以识别这些"坏人"，将他们关押或者消灭。但肿瘤细胞这些"坏人"非常善于伪装，免疫细胞被他们善良的表象所欺骗，使得他们逍遥法外。

我们大家都知道，目前恶性肿瘤的治疗主要有手术，放疗和化疗三种方式。手术就相当于警察一举端掉坏人的巢穴，可是总有一些狡猾的肿瘤细胞如漏网之鱼早已转移到他处，过一段时间又会兴风作浪。放疗相当于火烧罪犯的根据地，烧死罪犯的同时也让周边的生态环境发生恶化，影响好人的生存。化疗就相当于用生化武器去攻击肿瘤的营地，在有效杀死肿瘤细胞的同时，也会伤害到大量正常的细胞。

而肿瘤免疫治疗则是通过去除肿瘤细胞的伪装，让免疫细胞这些警察尽快识别杀伤那些肿瘤细胞，而不影响正常细胞的生存。从理论上讲，肿瘤免疫治疗既不会放走一个坏人，也不会错杀一个好人。

目前，针对上尿路尿路上皮癌最常见的两种免疫治疗药物就是PD-1（programmed death1） 和 PD-L1（programmedcelldeath-Ligand1）。PD-1，即程序性死亡受体1，是免疫细胞T细胞表面的一种受体蛋白，它会与肿瘤细胞表面表达的一种蛋白PD-L1发生

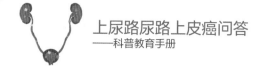

作用。而 PD-L1，又称细胞程序性死亡受体配体 1，与免疫系统的抑制有关，可以传导抑制性的信号。PD-1 和 PD-L1 一旦结合便会向 T 细胞传递一种负向调控信号，诱导 T 细胞进入静息状态，减低 CD8+T 细胞的增生，让其无法识别癌细胞，并且使 T 细胞自身增殖减少或凋亡，有效解除机体的免疫反应，因此癌细胞可以肆无忌惮地生长了。

也就是说，如果我们可以想出一些办法阻止免疫细胞表面的 PD-1 和肿瘤细胞表面的 PD-L1 的相遇和结合，那么肿瘤细胞就难逃灭亡的厄运。基于这一机制，科学家们灵机一动，如果以 PD-1 或 PDL1 为靶点设计合成出一些抗体制剂（人源性单克隆抗体制剂）分别与 PD1 或 PDL1 蛋白结合，就能阻断原来两个蛋白的彼此连接，从而就能打断这一通路，那么 T 细胞就不会被蒙蔽双眼而出现消极怠工的现象，从而可以让 T 细胞重新对肿瘤细胞发起总攻。

目前在美国有 5 种不同的免疫治疗药物获得 FDA 批准，包括两种抗 PD-1 药物（Pembrolizumab 和 Nivolumab）和 3 种抗 PD-L1 药物（Atzolizumab，Avelumab 和 Durvalumab）。选择哪一种免疫检测点抑制剂很大程度上取决于疗效、安全性、证据水平、治疗间隔、患者方便程度、可用指南、当地护理路径、保险范围和成本等。Pembrolizumab 的 III 期试验数据显示，在铂类耐药晚期尿路上皮癌患者中，其总生存期相比化疗具有优势。在我国，应用比较多的药物包括帕博利珠单抗（可瑞达），替雷利珠单抗（百泽安），纳武利尤单抗（欧狄沃）等，当然更多的药物也在逐步的开发、应用和推广当中。

除了 PD-1 和 PD-L 之外，目前还包括以下几类免疫药物：① CTLA-4 抑制剂（Ipilimumab 和 Tremelimumab）；② IL 复合制剂（ALT-801，ALT-803）；③ B7-H3 抑制剂（Enoblituzumab 和 MGD009）；④ CD27 抑制剂（Varlilumab）；⑤ CD137 抑制剂（Urelumab）等。

免疫新型药物与化疗药物最大的区别除了疗效得到大家的肯定之外，主要是不良反应较小，即使是晚期肿瘤患者也可以很好地耐受。但是免疫治疗也有一些与化疗完全不同的不良反应，如涉及全身各个系统的自身免疫相关的不良反应，如皮炎、肺炎、肝炎等，少数患者也会遇到较严重的不良反应，如果发生心肌炎、垂体炎等罕见不良反应，甚至可能危及患者生命。

有关 UTUC 的免疫治疗和靶向治疗，客观的说目前开展的研究还比较少，相信会有更多的临床研究的证据来支持其进一步的临床应用。

（姜　帅　郭剑明　袁易初）

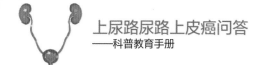

为什么术后要往膀胱里灌药?

💧 手术完,医生往膀胱里打灌注红颜色的药物,这有什么用?

提起膀胱灌药这项"神奇"操作,最早要追溯到1855年,Mercier教授采用硝酸银膀胱灌注来治疗间质性膀胱炎,并取得了较好的治疗效果。硝酸银膀胱灌注是最古老的膀胱灌注药物之一。此后还有多种药物陆续加入到了膀胱灌药治疗的大家庭中来。而具体到通过膀胱灌药来治疗膀胱癌,最早则是由美国梅奥医学中心的Zincke教授开展。这位杰出的泌尿外科教授早在1983年就针对膀胱肿瘤经尿道手术治疗后进行硫代替帕和多柔比星膀胱内灌注治疗而设计了一项前瞻性、随机、双盲、对照试验,研究结果显示膀胱灌注化疗药物能明显降低膀胱癌术后复发概率,从此膀胱灌药在膀胱癌术后复发治疗中开始"崭露头角"并逐渐成为首屈一指的主要治疗方式。

无论是膀胱肿瘤还是上尿路肿瘤,在根治性切除手术后往往会出现膀胱腔内肿瘤复发。这其中有部分与"肿瘤细胞种植"有关。基于此,"膀胱灌注治疗"目前已成为国际公认预防非肌层浸润性膀胱癌术后复发的重要辅助治疗手段之一(图3-2)。

膀胱灌注示意图

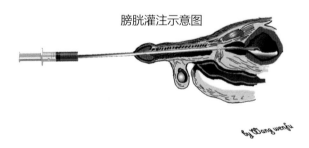

图3-2 膀胱灌注示意图(山东大学齐鲁医院泌尿外科王文富 绘图)

术后膀胱内化学药物灌注可破坏残留肿瘤细胞，防止肿瘤种植。术后早期及维持灌注可因药物的化学毒性作用而预防肿瘤复发。尽管文献报道比例不同，但总体来看，相比单纯的经尿道膀胱肿瘤手术，术后膀胱灌注可使肿瘤复发率大约下降 14%，因此膀胱灌注意义重大。

膀胱内灌注治疗具有疗效好、不良反应小、操作简单、易于掌握等特点。通常包括膀胱灌注化疗及卡介苗免疫灌注治疗两类。临床工作中，针对原发膀胱癌的术后灌注一般可分为术后即刻灌注、诱导期及维持期灌注 3 个阶段进行。

已有文献证实，对于上尿路尿路上皮癌，在根治性肾输尿管切除术后约 20%～50% 可出现膀胱内复发，而进行膀胱灌注化疗也被证实可有效降低膀胱复发率。针对于高危患者手术后的辅助治疗，目前国内外各项权威指南（欧洲泌尿外科学会 2019 版指南及国内 2018 版专家共识）均推荐肾输尿管根治性切除术后的膀胱即刻灌注。目前根治性肾输尿管切除术后多次灌注证据还不足。

目前国内膀胱常用的灌注化疗药物包括吡柔比星（THP）、丝裂霉素 C，也有表柔比星、吉西他滨等选择。药物用量和方法类似于原发性膀胱肿瘤的术后灌注。

其实膀胱灌注应用最广的还是在膀胱癌手术后。下面具体介绍一下膀胱内灌注化疗。

一、适应证及禁忌证

1. **适应证** 非肌层浸润性膀胱癌（Ta、T1、Tis），和上尿路尿路上皮癌。

2. **禁忌证** 膀胱内活动性出血；合并膀胱穿孔；合并急性泌尿系感染。

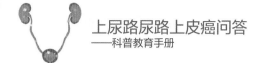
二、膀胱内灌注治疗流程

1. 灌注前准备

（1）患者告知，知情同意。

（2）医嘱核对：患者姓名，药物名称、剂量、浓度、用法以及有效期。

（3）给药前询问患者有无相关过敏史。

（4）患者排空尿液，并与患者确认未在近 2h 内大量饮水、输液及服用利尿剂。

（5）药物清点和药品检查、灌注用器械准备。

2. 灌注流程

（1）患者平卧治疗床，铺无菌垫。

（2）治疗师做好职业防护，戴无菌手套。

（3）患者会阴周围消毒 2 遍。

（4）无菌操作下置入尿管，如果膀胱内有较多残存尿液可引出。

（5）将药物缓慢注入膀胱。如患者在灌药过程中出现疼痛，则立即停止灌注，好转后继续推注，如仍不能耐受，则停止本次灌注治疗。

（6）药物灌入膀胱后可即刻拔除尿管或仍保留尿管。

（7）嘱患者在条件允许的情况下，膀胱内药物存留期间适当间断变换体位。

3. 灌注后患者注意事项

（1）鼓励患者在治疗后 24 小时内多饮水。

（2）避免喝茶、咖啡、酒精，以及可乐类饮料，以减少膀胱刺激。

（3）嘱患者在治疗后 6 小时内排尿后厕所要冲洗 2 次。

（4）患者治疗后 24 小时内排尿应注意避免污染皮肤、衣物及周围环境。

目前"膀胱灌药"这一操作已在临床工作中常规开展，且操作流程安全、规范。但需要跟大家强调一点：膀胱内化学药物灌注治疗也会出现一些不良反应。主要是化学性膀胱炎和血尿，可表现为尿频、尿急、镜下或肉眼血尿，严重程度与膀胱灌注剂量和频率相关，多数不良反应在停止灌注后可自行改善和消失。其他少见不良反应包括恶心、呕吐、发热、脱发、皮疹、泌尿系感染等。与膀胱原发尿路上皮肿瘤的术后长期膀胱灌药不同，上尿路尿路上皮癌术后通常仅需单次灌注，因而出现不良反应可能性很小。如果出现上述不良反应，建议及时跟主管医生沟通，由专业医生规范处理即可。

（刘希高　王文富）

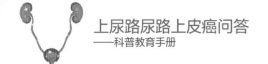

术后还需要化疗和放疗吗？

◆ 手术跟化疗是什么关系？上尿路尿路上皮癌的化疗有几种方式？术后必须行化疗吗？

一、辅助化疗

尽管近些年来靶向、免疫等治疗方法使上尿路尿路上皮癌的治疗迈入新的阶段，但不可否认的是化疗仍是上尿路尿路上皮癌治疗的基石之一。化疗是通过使用化学治疗药物杀灭癌细胞从而改善患者的症状，延长其生存期，最终达到治疗肿瘤的目的。

1. 化疗药物的选择　上尿路尿路上皮癌围手术期化疗药物常以铂类为基础，常见的化疗方案包括：甲氨蝶呤＋长春新碱＋多柔比星＋顺铂（MVAC）、吉西他滨＋顺铂（GC）、吉西他滨＋卡铂（GCa）等，鉴于以铂类为基础的围手术期化疗较多应用于膀胱癌，因而在上尿路尿路上皮癌中也有较多的应用。

2. 化疗的潜在获益群体　因患者术后身体状况不佳及肾功能不全等情况并非所以患者均能耐受术后辅助化疗。特别是术后肾功能不全限制了顺铂在这些患者的应用。多项观察性研究发现术后辅助化疗对局部晚期比如 pT3/T4 或淋巴结阳性的患者可带来生存获益。最新的一项英国的随机对照临床研究提示术后辅助化疗可使超过 50% 的患者降低肿瘤复发率。化疗之后的生存期取决于肿瘤对化疗的敏感性以及患者对化疗药物的耐受程度，比如有的患者化疗效果好，但是患者不能耐受化疗的一些副作用，无法坚持化疗，化疗的疗效就相对有限。即使患者可以耐受化疗，当患者完成规定的化疗疗程后，肿瘤在随访的过程中也可能发生复发或者进展。

3. 化疗的副作用　化疗的副作用因人而异，有的患者会在化疗过程中出现呕吐、脱发、骨髓移植等不良反应，甚至因为严重的不良反应导致停药或者危及生命；也有的患者对化疗的耐受性很好，几乎没有不良反应。

二、新辅助化疗

新辅助化疗是指在实施局部治疗方法（如手术或放疗）前所做的全身化疗，目的是使肿块缩小、及早杀灭看不见的转移细胞，以利于后续的手术等治疗。与术后的辅助化疗相比较，新辅助化疗能在肾功能更佳时进行，为更高剂量和更长周期的使用以及器官保留手术提供了可能。

1. **新辅助化疗意义**　①降低临床及病理分期：有学者发现，因尿路上皮对铂类的高度敏感性，新辅助化疗之后临床复查的影像学反应率与病理反应率均能达到 80% 以上，并且病理完全缓解率介于 6%～38%。降期为原本失去手术机会的患者提供了手术机会，且为器官的保留提供了可能性。②优化肿瘤学结局：目前较普遍接受可能的机制为一些无临床征象的微小转移灶在诊断时已经存在，而全身性的化疗在术前能消除这些微转移。③降低肾脏负担：有研究发现，在对侧肾功能良好的情况下，术后 3 个月预估肾小球滤过率（estimated glomerular filtration raet，eGFR）可降低 18%～24%。当术后以 eGFR 60mL/（min·1.73m^2）作为化疗临界值时，仅有 19% 可行辅助化疗，相比较术前则有 49% 仍可行新辅助化疗；当以 eGFR 45mL/（min·1.73m^2）作为化疗临界值时，术前有 80% 可行化疗，术后下降到 55%。并且随着患者年龄的增大，尤其是 > 70 岁后，这一差异将进一步扩大。在我国，上尿路尿路上皮癌有着独特的影响因素和致病机制，初始诊断时合并肾功能不全患者比例较大，新辅助化疗在术前肾功能更好的时候进行提高了化疗安全性，这或许是其相较于辅助化疗最突出的优点之一。④降低区域、膀胱及对侧输尿管肿瘤复发率：多项研究表明，新辅助化疗对延迟

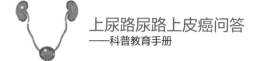

复发存在潜在益处，其具体机制可能是杀灭了循环肿瘤细胞。

2. 新辅助化疗方案的选择　对上尿路尿路上皮癌新辅助方案的选择更多是源自膀胱尿路上皮癌的经验，大致可以分为基于铂类的化疗方案与非铂类的化疗方案两大类。因尿路上皮癌对铂类反应良好，目前基于铂类的化疗方案仍然为主流，包括经典 MVAC 方案（甲氨蝶呤、长春新碱、多柔比星、顺铂）、GC 方案（吉西他滨、顺铂）和 CMV 方案（顺铂、甲氨蝶呤、长春新碱）。在这几种方案中目前并未发现有严密设计的临床试验进行研究证明哪种方案更优。有限的回顾性数据来自于一项国际多中心研究，共纳入19 个中心的 935 例病例，其中 GC 方案占 64%、MVAC 方案占20%、其他方案占 16%，在病理完全缓解率方面占主流的 GC 方案和 MVAC 方案无显著性差异（23.9% *vs* 24.5%）。

3. 新辅助化疗潜在受益群体的选择　由于发病率较低，在平衡疾病进展风险和新辅助化疗潜在获益之间寻找一条双赢的道路并不容易，加上术前对临床和病理准确分期还存在较大差异也增加了新辅助化疗指征把握的难度。尽管如此，国内外学者研究发现，对于淋巴结阳性患者，病理为高级别或局部晚期患者，新辅助化疗能使其获益，包括明显降低病理分期，提高手术成功率，以及为无法耐受器官切除患者保留器官提供了可能。

三、放疗

手术以后放疗的作用尚未得到足够的证据。有研究提示术后放疗可能对于术后局部疾病的控制有效，但现有的研究结论不一致，尚需未来的大规模的临床研究证实其有效性。放疗的副作用主要表现在对局部放疗区域周围脏器的影响，对全身的影响较小，不会出现脱发等不良反应。

需要强调的是，种种原因，这些化疗、放疗在我国开展的都还不算普遍，在合适患者的判断、具体的治疗方案、并发症的处理方面还存在不小的争议，以上结论都在不断的发展、演变之中，请各位患者与经治医师在具体诊治过程中一定要充分交流。

（姜 帅 郭剑明 袁易初）

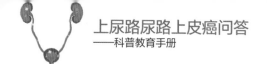
带着输尿管支架出院是怎么回事？

> ♦ 出院时，身体里面还带着输尿管支架管，这个管子干什么用的？一直在我身体放着吗？在身体里面放着有什么风险吗？

我们知道，输尿管是人体内运输尿液的由软组织及平滑肌组成的细管子，平均直径约 5mm。当你顺利完成了保留肾脏的手术后，肾盂或者输尿管黏膜会受到损伤，导致出血、水肿等一系列炎性反应。原本就很细的管腔，加上水肿的黏膜，导致输尿管内腔更加狭小，这时候如果有血块或者坏死组织要排出来的话就很容易卡住，从而导致肾绞痛。

所以一般来说，保肾手术时需置入一根输尿管支架管来保证输尿管的畅通（见图 3-3）。这种支架管是一种组织相容性较好的软性中空管，管壁有较多侧孔，这种特殊的结构能保证人体产生的尿

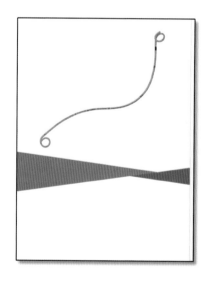
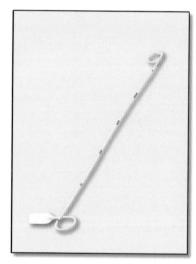

图 3-3　不同类型的输尿管支架

液顺着支架内空腔排出，同时血块等异物不易堵塞。而且，当输尿管黏膜受损时会形成瘢痕，极易导致输尿管狭窄。输尿管支架管可以支撑受损的管腔避免其瘢痕收缩。所以输尿管支架管主要起到了内引流及支撑输尿管的作用。

输尿管支架管一般放置 4～6 周，具体时间根据手术情况定（图 3-4）。有的输尿管支架表面有抗菌涂层或为温控材料制成，可放置较长时间（最长约 12 个月）；有的支架为短期放置（4 周内）。

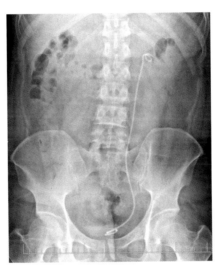

图 3-4　尿路平片上输尿管支架的影像

输尿管支架管是一种组织相容性较好的软性管，直径约 2mm，其自然状态下两端盘曲，两端分别置入肾盂及膀胱内。部分患者在留置输尿管支架后会有轻度的不适症状，但多数不影响生活，这些症状包括：①尿频、尿急、尿痛，下腹部及膀胱区坠胀不适，这与支架刺激膀胱有关。②血尿，与支架摩擦输尿管、膀胱及肾盂黏膜有关，多不严重。③憋尿时引起腰部酸胀甚至疼痛，与膀胱尿液向上反流有关。所以，留置支架会有一些不适，但基本上是安全的，不会对人体产生较大的危害。

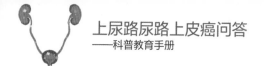

留置输尿管支架后需注意以下事项：①避免腰腹部剧烈活动，避免突然下蹲运动，防止支架移位。②白天多饮水，保持尿量2000ml以上，并且不要长时间憋尿，以减少感染和尿液输尿管反流引起腰痛不适。③留置支架期间如有轻微上述不适症状及血尿等，不需要特别担心，多饮水，口服对症药物后一般即可好转。④如有严重的血尿，休息并多饮水不缓解或大量新鲜血尿伴凝血块、剧烈腰痛，或有发热、寒战等应该紧急到医院就诊。⑤一般术后4～6周回医院拔除输尿管支架，避免结石形成，导致支架难以拔除或反复尿路感染。具体留置时间遵医嘱。

（冯宁翰）

术后生活需要注意哪些地方？

> ♦ 手术切除了患侧肾脏及输尿管，术后需要注意哪些地方？

正常人的体内有两个肾，实际上承担我们日常生活的只需一个肾，少了一个肾并不会对人的身体造成太大的影响。但是要是另一个肾本身也有问题，那么对生活的影响就比较大了。因此对于失去一个肾的这类人群，需要做更多的措施来保护残余肾功能。

在日常生活中放松心情，不要有精神压力，正常面对生活。尽量减少肾脏负担：①大多数药物需经肾脏排泄，因此尽量不要使用肾毒性药物，如必须使用尽量选择肾毒性低的药物，慎用造影剂检查，重视并发症的治疗，如高血压、糖尿病、感染等；②避免憋尿，偶尔憋尿，没什么大碍，但不要经常、长时间憋尿。否则女性易引起泌尿系统感染，如尿道炎、膀胱炎等，甚至尿液"反流"引发肾盂肾炎。③避免长期熬夜，熬夜已成为现代人生活的一种"趋势"。然而，长期熬夜会使睡眠不足，内分泌紊乱，抵抗力下降，易引起细菌、病毒等感染，且不易好转。

饮食方面：①合理饮水：如果没有明显水肿、尿路梗阻等表现，可以增加饮水量至每天 2500ml 以上，有利于当日代谢产物的排出，肾功能正常情况下不会出现排不出尿液的情况。②保持足够的热量摄入，每日每公斤体重至少 25～30 大卡的热量。每天从饮食中摄入的热量是用来维持机体的代谢和各种活动消耗。当摄入少于消耗时机体动用自身的能量储备，甚至消耗自身组织以满足生命活动。长期摄入不足时会伴发营养不良，导致消瘦、水肿。③适量摄入优质蛋白质，一半以上的蛋白质来源于肉、蛋、奶、豆类，牛羊肉（以瘦肉为主）还是要正常摄入。当然，蛋白质摄入要适量，

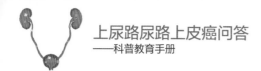
必须和肾脏的排泄能力相适应，摄入过多将增加肾脏负荷。④低盐饮食，每天控制在3克盐以内，少食腌制食品。摄入钠离子多了，血管周围的组织液移向渗透压高的血管内，引起血管内容量过多，加重了心脏、肺脏的负担，引起高血压、心力衰竭、急性肺水肿等急危重症。

一般情况下不会影响性生活，适量的性生活可以缓解内心压力，只要患者需要、身体状况良好就可以。

（尚攀峰　郑　铎）

多久复查一次，复查什么内容？

◆ 术后一般多长时间复查一次，复查哪些项目？需要什么准备？

　　与其他恶性肿瘤一样，上尿路尿路上皮癌在根治性手术和膀胱灌药治疗后仍会有部分患者复发进展，因此，我们不仅要重视这一恶性肿瘤疾病的及时就诊及规范治疗，出院后的严密复查随访也至关重要。

　　关于上尿路尿路上皮肿瘤，我们需重点关注在复查随访阶段出现的膀胱腔内肿瘤复发、局部复发和远处转移等情况。复查内容主要包括：膀胱镜检查（图 3-5）及尿脱落细胞学来检测有无膀胱肿瘤的复发；采用超声、CT 或 MRI 来评估有无局部原位复发或对侧复发；采用胸片（必要时 CT、骨扫描等）来评估有无远处的转移

膀胱镜检查示意图

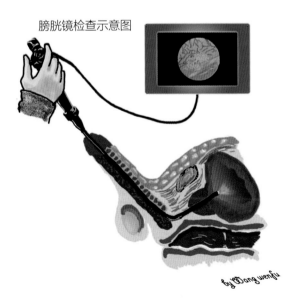

by Wang wenfu

图 3-5　软膀胱镜检查示意图（山东大学齐鲁医院泌尿外科王文富　绘图）

等。除此以外，还有一些诸如血常规、尿常规、肝肾功等常规检验来评估身体整体状况。前面提到，在根治性肾输尿管切除术后最常见的复发部位在膀胱，概率约为 20% ~ 50%，其诊断与治疗过程类似于原发性膀胱癌。复发的膀胱肿瘤一般多为非肌层浸润型，多可采用经尿道腔内手术方式来治疗，膀胱内复发并非远处复发，膀胱内肿瘤复发通常并不影响患者的肿瘤特异性生存，也并不一定意味着预后变差。

一般对于早期接受根治性肾输尿管 + 膀胱袖状切除手术的患者而言，术后应进行 5 年膀胱镜检查和尿脱落细胞学检查。而那些因各种原因行保留肾脏手术治疗的患者，对其随访及复查应该更加密切。

一般而言，根据目前的国外指南，对于行根治性手术的患者，非浸润性肿瘤患者建议术后第 1 年每 3 个月行膀胱镜检查，此后每年 1 次；行排泄期尿路造影（CTU）检查每年 1 次。而浸润性肿瘤患者建议术后第 1 年每 3 个月行膀胱镜检查 + 尿脱落细胞学检查，此后每年 1 次；术后 2 年内行 CTU 检查每 6 个月 1 次。此后 1 年 1 次。总体随访期至少术后 5 年。

对于保留肾脏治疗术后患者而言，术后第 3、6 个月行尿脱落细胞学 +CTU 检查，此后每年 1 次；术后第 3、6 个月行膀胱镜检查、输尿管镜检查，此后 2 年内每 6 个月检查 1 次，2 年后每年 1 次。总体随访期至少术后 5 年。具体可参考下表 3-1。

表 3-1　UTUC 术后随访方案

根治性术后，随访时间 ≥ 5 年
非浸润性肿瘤：
术后第 1 年：每 3 个月 1 次膀胱镜检查
第 1 年后：每年 1 次膀胱镜 + 排泄期尿路造影 CTU 检查

续表

浸润性肿瘤：

术后第 1 年：每 3 个月 1 次膀胱镜 + 脱落细胞学检查

第 1 年后：每年一次膀胱镜 + 脱落细胞学检查

术后 2 年内：每 6 个月检查 CTU 1 次

术后 2 年以后：每年检查 CTU 1 次

保留肾脏手术，随访时间≥ 5 年

术后 3 个月和 6 个月脱落细胞学检查 +CTU，此后每年 1 次

术后 3 个月和 6 个月做膀胱镜 + 输尿管镜检查，随后每 6 个月 1 次，2 年后每年 1 次

远处转移风险评价（包括低分化及浸润性肿瘤患者）

体检、胸片、肝功能

术后第 1 年：每 3 个月 1 次

术后 2 ～ 3 年：每 6 个月 1 次

术后 4 ～ 5 年：每年 1 次

5 年后：仅检查泌尿系统

腹部和盆腔的 CT 或 MRI 检查

术后 1 ～ 2 年：每 6 个月 1 次

术后 3 ～ 5 年：每年 1 次

在碱性磷酸酶升高或有骨痛症状时行骨扫描

　　患者在复诊前，可提前把各项检查注意事项仔细阅读，重点注意是否需空腹、特殊药物停用减量等情况。此外，建议尽量带全相关检查资料。另外，需要跟大家强调的是，上述复查及随访方案是对上尿路上皮癌患者的常规推荐（而且大多数是来源于国外的指南建议），而每位患者的身体状况、肿瘤部位、大小及恶性程度等具有个体化差异，因此具体到每一位患者的随访复查并非一成不变，这就要求患者严格遵循专业医生的指导建议、执行个体化的随访方案。另外，如果出现发热、血尿及腰痛、乏力等身体不适及异常情况时，应及时与主管医生沟通或去专业医疗机构就诊，有助于医生及时发现肿瘤复发、转移情况。

（刘希高　王文富）

复查肌酐升高，
什么情况下需要透析？

● 术后复查发现肌酐升高，是否意味着必须行透析治疗？

检测血肌酐（SCr）浓度可以反映肾小球滤过功能，是临床常用了解肾功能的主要方法之一。做完手术后，肌酐开始不断上升，说明残余肾滤过功能下降，患者应引起重视。当肾脏出了问题，治疗不及时或治疗方案不当，就可能发展成肾衰竭或尿毒症，严重时威胁生命，那什么时候就需要去透析呢？

一般而言，急性肾衰竭、尿毒症少尿或无尿超过 24～48 小时，并具备以下情况时需要考虑透析治疗：

（1）明显恶心、呕吐、精神烦躁，轻度烦躁，肺水肿或意识障碍；

（2）高钾血症，血钾 ≥ 6.5mmol/L；

（3）血 HCO_3^- < 12mmol/L 或动脉血 pH < 7.2；

（4）尿素氮 BUN 21.4～28.6mmol/L（60～80mg/dl）以上或血肌酐 ≥ 442μmol/L（5mg/dl）。

是否透析应考虑残余肾功能状态和临床表现包括并发症的情况，当有下列情况时，可酌情提前透析：严重并发症，经药物治疗等不能有效控制者，如容量过多包括急性心力衰竭、顽固性高血压，高钾血症，代谢性酸中毒，高磷血症，贫血，体重明显下降或营养状态恶化，尤其是伴有恶心、呕吐等。在原发病重，估计短时间内严重威胁肾脏功能并难以恢复时，可在并发症出现前提前进行透析，即早期透析。有利于维持内环境稳定，为原发病治疗创造条件，如合理应用降压药、降糖药、调脂药物、利尿剂、营养支持等。

　　温馨提示：透析指标常常需要完善血肾功、电解质和血气分析，各项指标的意义对于患者理解比较困难，当血肌酐升高时应及时就诊，在专科医师的协助下完善相关检查并解读异常指标评估肾脏功能和并发症，指导透析等治疗。

（尚攀峰　郑　铎）

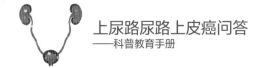

需要透析了，
有什么需要注意的吗？

> ♦ 当需要进行透析治疗时，透析有哪几种方式，需要注意哪些地方？

如果残余肾脏功能的减退或丧失，无法将体内代谢产物、水分排出体外，就要靠透析来替代肾脏功能。透析就是一种溶液通过半透膜与另一种溶液进行溶质交换的过程，滤过水分及小分子物质，保留大分子物质（如蛋白质）。通过透析将体内代谢废物、毒素、水分排出体外，维持人体正常的新陈代谢活动，减轻症状，提高生活质量。如果能坚持合理透析，不少患者能过较正常的生活，当然也有少数患者通过肾移植成功摆脱了透析。

下面介绍最常见的两种透析方式。

（1）腹膜透析：腹膜透析利用腹膜作为半透膜，将配制好的透析液经导管灌入患者的腹腔，利用腹膜两侧存在溶质的浓度梯度差，溶质从高浓度侧向低浓度侧移动，水分则从低渗侧向高渗侧移动。通过不断地更换透析液，达到清除体内代谢产物、毒性物质及纠正水、电解质平衡紊乱的目的（图 3-6）。

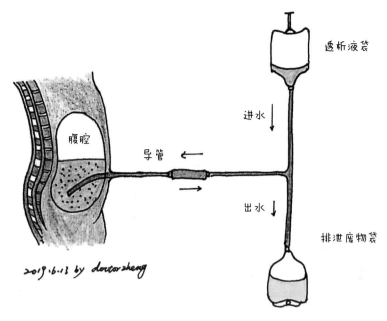

图 3-6　腹膜透析示意图（兰州大学第二医院泌尿外科郑铎　绘图）

（2）血液透析：血液透析，简称血透，通俗地说法也称之为人工肾、洗肾，是血液净化技术的一种。通过动脉穿刺置管将血液引入血液透析机，各种有害以及多余的代谢废物和过多的电解质通过过滤排除，血液净化后再通过静脉通道回输体内（图 3-7）。为了动脉穿刺置管简单易行，在手臂或腿处手术将动脉连接到皮肤下浅静脉，形成动静脉瘘，这样穿刺置管变得容易操作。血液透析可能是暂时的，但有时用于长期治疗，一般每周 2～3 次，每次 4～6 小时。

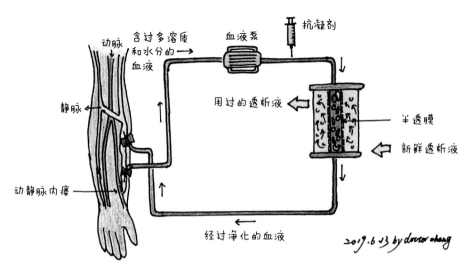

图 3-7　血液透析示意图（兰州大学第二医院泌尿外科郑铎　绘图）

两种透析方式各有优劣，患者该如何选择呢？

表 3-2 是两种透析方式的比较。

表 3-2　两种透析方式比较

	血液透析	腹膜透析
优点	感染风险小；有专业医务人员帮助完成；在医院随时得到紧急救助，更安全	治疗时间及地点更加灵活；不影响正常工作时间；学习简单，操作方便；节省医疗人力成本
缺点	需血管条件合适；依赖透析机，出行不便；花费较高，透析中并发症较多；	需腹腔条件合适；导管相关感染风险大；需每月到医院随访复诊；环境卫生要求较高
对残余肾功能的影响	不利于	有利于
对肾移植的影响	可能	无
对血流动力学的影响	较大	较小
抗凝剂的使用	需要	不需要

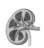

对于透析患者在日常生活中需要注意：①低盐饮食，控制水钠的摄入量；②适量补充优质蛋白、维生素，避免食用高钾高磷食物；③定期护理动静脉瘘管；④穿刺透析时注意无菌操作，以防交叉感染。

（尚攀峰　郑　铎）

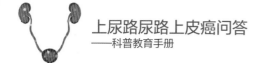

复查发现了膀胱癌，怎么处理？

> ♦ 复查发现了膀胱癌，这种情况常见吗？需要进行怎样的处理？

一、术后复查为什么会出现膀胱癌？

前面提到，在根治性肾输尿管切除术后，尿路上皮癌最常见复发部位在膀胱（图 3-8），概率约 20%～50%。所以尽管进行了根治性手术，术后高危患者的即刻膀胱灌注化疗，以及后续规律复查，您仍有可能会出现膀胱部位或对侧上尿路肿瘤的复发。所以如果复查时医生告诉您得了膀胱癌，第一，这并不少见；第二，这不是转移。它只是局部复发中最常见的一种。而究其原因，这也一直是学术界讨论的热点。通常认为尿路上皮癌容易多中心起病，对于上尿路尿路上皮癌术后出现的膀胱肿瘤、对侧上尿路尿路上皮癌而言，学术界一般认为存在"多中心癌灶"和"播散种植"两种理论

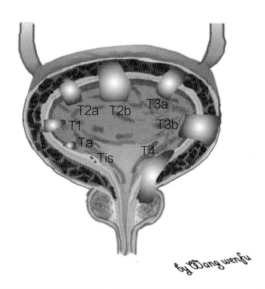

图 3-8　膀胱肿瘤临床分期（山东大学齐鲁医院泌尿外科王文富　绘图）

来解释（图 3-9），"多中心癌灶"学说认为肿瘤在起源初始即为多灶性，但不同癌灶的肿瘤细胞分化程度、生长速度不同，因而临床上会出现在不同部位、先后或共同出现的不同大小肿瘤，它似乎也可更好的解释对侧尿路上皮肿瘤的出现。而"播散种植"学说则强调肿瘤细胞随着尿液的顺流而下而种植到不同的下游部位，因而膀胱肿瘤复发更常见。而对侧上尿路肿瘤会被认为是膀胱部位肿瘤"逆流而上"进入对侧上尿路种植的缘故。因此是否定义为"肿瘤复发"还是"新发肿瘤"，也存有一定争议。

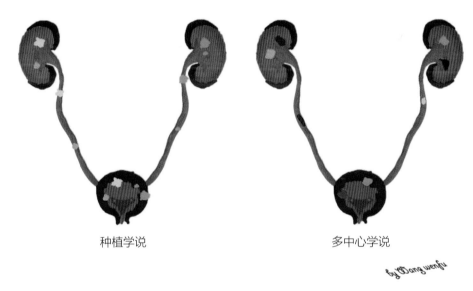

种植学说　　　　　　　　　　　多中心学说

by Wang wenfu

图 3-9　上尿路尿路上皮癌多中心发病的机制示意图（山东大学齐鲁医院泌尿外科王文富　绘图）

二、什么样的患者容易出现膀胱肿瘤的复发呢？

目前相关文献研究很多。较为明确的影响膀胱复发的高危险因素是：肿瘤多灶性、既往膀胱癌病史、原发肿瘤位置（输尿管肿瘤复发率高于肾盂肿瘤）、肿瘤高临床分期 ≥ PT3、肿瘤病理伴淋巴脉管浸润。其他如无蒂、大体积、病理高级别肿瘤、合并肾盂积水

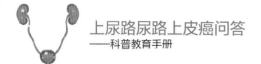

以及手术处理方式等危险因素也都有报道。这提示尿路上皮肿瘤局部复发与肿瘤细胞对周围血管、淋巴结及局部组织的直接侵犯有关，但确切结论仍有待于大样本、更为细致的后续研究得出。围绕上尿路上皮肿瘤的膀胱肿瘤复发危险因素做了如此大量的研究，其实也是为了给大家一个提醒：如果您是有上述危险因素的肿瘤患者，或许您复发膀胱肿瘤的风险会高一些。但并非绝对，毕竟肿瘤复发相关因素众多，且机制十分复杂。

膀胱肿瘤复发绝大多数为非肌层浸润性膀胱肿瘤，简单来讲，就是膀胱部位复发的肿瘤虽是恶性，但往往局限在膀胱黏膜浅层，很少出现远处转移并危及生命。而处理呢，多以经尿道膀胱肿瘤电切、等离子、激光等膀胱腔内治疗方式为主。只要临床处理及时得当，基本不用担心进展至浸润膀胱肌层，而需行膀胱全切除甚至远处转移等"不可控"情况。通常在手术腔内切除肿瘤后，医生会根据膀胱局部肿瘤的具体病理结果来决定后续膀胱灌注化疗方案。所以，对于膀胱肿瘤复发后，大家不必过于担心。我们既要清醒认识到尿路上皮肿瘤的"作恶多端"与"反复无常"，又要树立坚定战胜病魔的决心。

（刘希高　王文富）

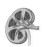

除了膀胱，
哪些地方容易出现复发？

> 💧 除了膀胱还有哪些的地方容易复发？出现复发了应该怎么处理？

除了上一节所提到的膀胱复发之外，在上尿路尿路上皮癌术后随访中我们还应特别注意对侧上尿路复发、局部复发和远处转移情况。

尿路外复发是指行肾输尿管全长根治性切除术后除膀胱、尿道及对侧上尿路以外局部或远处新发现的尿路上皮肿瘤，是影响上尿路尿路上皮癌患者术后长期生存的重要因素。虽然患侧肾输尿管全长根治性切除术＋膀胱袖状切除术完整切除了肿瘤及周围组织，但术后仍有 20%～30% 的患者发生尿路外复发。我们把上尿路尿路上皮癌的尿路外复发可进一步分为局部复发和远处转移。文献报道上尿路尿路上皮癌患者术后尿路外复发部位主要为手术区域瘤床、局部淋巴结以及肺、肝、骨骼等远处器官。

上尿路尿路上皮癌术后对侧上尿路再次发生尿路上皮癌的情况相对少见，约为 2%～6%。影响上尿路尿路上皮癌术后对侧上尿路复发的高危因素主要包括肾功能不全、既往肾移植病史、既往膀胱肿瘤病史以及服用马兜铃酸相关中草药等。对于存在对侧复发高危因素的上尿路尿路上皮癌患者，术后随访中应特别关注对侧上尿路情况；有学者建议对尿毒症或行肾替代治疗的上尿路尿路上皮癌患者行预防性对侧肾输尿管全长根治性切除术，但目前该方案缺少进一步随访结果，国内开展类似治疗方式的极其有限。这种情况下，我们应综合考虑患者肾功能以及新发肿瘤情况来决定进一步治疗方

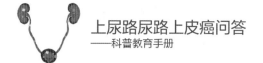
式，目前可供选择方案包括：输尿管镜或经皮肾镜下肿瘤切除，输尿管节段性切除，对侧肾输尿管全长根治性切除术＋肾替代治疗，放化疗及免疫治疗等。

局部复发通常包括肿瘤原发区域及淋巴结出现肿瘤再发，其主要原因包括肿瘤细胞对淋巴结的侵袭及局部组织的直接侵犯，以及手术并未完整切除肿瘤等。局部复发高危因素主要有输尿管肿瘤、脉管淋巴侵犯、临床分期 ≥ pT3 等。对于存在局部复发高危因素的上尿路尿路上皮癌患者，术后随访中应当重点监测肿瘤原发区域及局部淋巴结，目前局部淋巴结清扫手术的治疗价值、清扫范围及清扫时机仍存争议。而术后局部放疗对局部复发有一定控制作用。

诊断临床分期为 T4（侵犯腹盆壁、邻近脏器）或 N+（淋巴结转移）上尿路尿路上皮癌的患者诊疗方案，鼓励在包括经验丰富的泌尿外科、放疗科、化疗科、影像科、病理科等多学科专家在内的多学科讨论制定（MDT）。此阶段患者可采用多种方式综合治疗。在合适患者中，首选推荐 4 ~ 6 周期的铂类为基础的全身化疗，根据对初始化疗反应，决定是否实施包括肾输尿管切除＋淋巴结清扫或根治性放疗（+/- 同时化疗）的后续治疗。

远处转移指远处部位出现尿路上皮癌，最常见于肺、肝以及骨骼，其主要原因是肿瘤细胞在血液中的播散。远处转移的高危因素包括无蒂状肿瘤、脉管淋巴侵犯等。对于存在远处转移高危因素的上尿路尿路上皮癌患者，术后随访中应当严格监测肺、肝及骨骼等器官，而术后给予适当的辅助化疗有助于延长远处转移时间。

对于术后病理 T3/T4 期或存在残存病灶的上尿路尿路上皮癌患者可选择放疗，但放疗的实际获益有待商榷；放疗时机、放疗区域及剂量、频次、并发症预防及处理等都是需要综合评判的。

对于出现复发、转移的患者，化疗、放疗、免疫治疗都是有效的治疗手段，具体在其他章节也都有介绍。相信随着医学科技的不断进步，这些新兴治疗方案有望在不久的将来改善晚期尿路上皮癌患者的总生存率。

（刘希高）

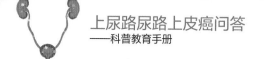

出现了转移，怎么办？

> ♦ 上尿路尿路上皮癌如果出现了转移，需要怎样治疗，治疗还有意义吗？

　　一旦上尿路尿路上皮癌发生转移，将严重影响患者的生活质量及寿命。针对转移性的上尿路尿路上皮癌，常规推荐系统性治疗。与之相关的临床试验较少，有限的临床研究数据多为单中心、小样本的研究，结果提示以铂类特别是顺铂为基础的联合化疗可能是有效的一线治疗措施。

　　另外，免疫检查点抑制剂比如 pembrolizumab 和 atezolizumab 在最新的研究中被用在顺铂不耐受的转移性上尿路尿路上皮癌患者的治疗中，有限的数据提示其客观反应率约在 22%～39%。

　　在转移性上尿路尿路上皮癌患者的二线治疗中，长春氟宁的疗效尚可，被临床研究证实接近其在二线膀胱癌治疗中的表现。有研究表明 Pembrolizumab 应用于接受过铂类化疗的上尿路尿路上皮癌患者中可降低接近 50% 的死亡风险，但这些研究的统计学差异有限。而 Atezolizumab 因其在Ⅱ期临床中的结果被美国食品药品监督管理局批准为转移性尿路上皮癌的二线治疗，但其在随后的Ⅲ期临床中没有做出有统计学意义的临床疗效。

　　上尿路尿路上皮癌发生转移后，除非为孤立的转移病灶，否则单纯的减瘤手术对患者的意义不大，大多数指南还是推荐以全身的系统性治疗为主，除了放化疗还有比如免疫治疗及新型的靶向治疗等新药可以尝试。

　　对转移性上尿路尿路上皮癌患者新型药物的疗效尚可，少数患者甚至可以达到肿瘤明显缩小甚至消失的情况。所以即使肿瘤发展到了比较晚期的地步，也不是无药可治，少数患者还是可以获得比较满意的疗效。

（姜 帅 郭剑明）

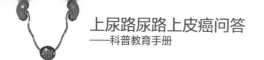
晚期需要注意的事项

> 🔴 晚期阶段，针对患者，家属应该做好怎样的心理及护理疏导？

一、晚期肿瘤患者应坚持"以人为本"

即以改善患者症状、控制疾病发展、提高生存质量、延长生存期为目的。根据患者病情、年龄、经济状况、治疗期望值等各个环节入手，做到"量体裁衣"式的治疗。值得一提，建立良好的医患关系，对帮助患者树立信心战胜疾病意义重大。

二、晚期肿瘤患者应重视护理

为晚期肿瘤患者创造一个舒适的环境，能减轻患者痛苦，防止或减少并发症的发生。

1. **心理护理** 要做好患者的心理支持。由于患者多存在不同程度的恐惧心理，有的对治疗失去信心、悲观失望，甚至产生轻生念头。这些情绪不但无助于机体调动自身能动性与疾病作斗争，反而会抑制机体的免疫功能。因此要及时了解患者的真实思想，有针对性地进行心理疏导。

2. **癌痛护理** 疼痛一直是影响肿瘤患者生活质量的主要原因之一，如何缓解癌痛也成为了癌症患者护理的主要任务之一。目前可采用针对性缓解症状的治疗，比如到正规医院镇痛门诊进行标准的阶梯化镇痛治疗。此外还可以采取心理疗法来减轻癌痛。例如通过听音乐、看电视、读书、读报等方法分散患者的注意力消除不良情绪。

3. **家庭护理** 密切观察病情变化，防止发生并发症。晚期肿瘤患者全身营养差，有时合并水肿，极易产生压疮等。因此要保持床铺平整、清洁、干燥，经常给患者翻身。

此外，患者还可以尝试一些探索性的新药治疗，比如参加一些大型医疗机构的国内或全球性的新药临床试验，可能会获得意想不到的的疗效。当新药治疗有效时，患者的主观症状会得到改善，比如疼痛缓解，体重及体力增加，生活质量得到提高。所以即使病情发展到比较晚期的阶段，也不要轻易地放弃治疗。

（姜 帅 郭剑明 袁易初）

第四章

典型事例

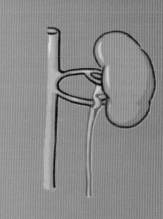

保留肾脏的治疗事例

一、小李的就医路

　　小李，男性，35 岁，是一名公司职员，6 个月前他例行参加公司体检，尿常规显示红细胞 640 个 / 高倍镜视野（HPF），但他从未出现尿急，尿频，尿痛等症状，也没有出现过发热，腰痛等不适。小李一直身体很健康，从未生过大病，就连感冒一年也少有几次。体检的医生建议小李去医院做进一步检查，小李觉得自己身体很健康，并没有放在心上。但体检后的那晚小李彻夜难眠，虽然嘴上说着自己身体很健康，不会有什么事的，但作为一家的顶梁柱，万一真的有什么大事，他身后的一大家子可怎么办。于是第二天，他来到医院泌尿外科完善进一步复查，尿液脱落细胞学检查三次结果均为阴性；尿液脱落细胞基因异常荧光原位杂交（FISH）检测结果为阳性；静脉肾盂造影显示左肾盂可见充盈缺损（图 4-1），性质待定，不除外肿瘤；泌尿系 CT 增强提示左侧肾盂肾盏内可见软组织密度灶，病灶主体位于肾盂内，大小约 2.0cm×3.0cm×

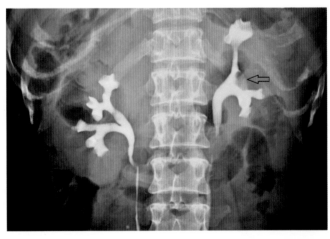

图 4-1　静脉肾盂造影显示左肾盂占位（箭头所指）

2.5cm，右肾以及双侧输尿管，膀胱未见异常。

医生根据自己多年的临床经验告诉小李，他肾盂内的占位是肿瘤的可能性很大，特别是尿路上皮癌，为根治肿瘤需要切除左侧肾脏、左侧输尿管全长及膀胱部分。小李听到要切掉一个肾脏，很是震撼，自己这么年轻做完手术就只剩下一个肾脏，对以后的生活肯定会影响很大。

于是，他向医生表达了自己强烈而的保肾愿望。医生告诉他，需要完善输尿管镜检＋活检术，取左侧肾盂内占位的部分组织送病理检查，明确肾盂占位的性质，才能决定是否保留患侧肾脏；而且肾盂肾盏肿瘤的保留肾脏的手术技术要求较高，手术若失败易发生大出血、集合系统损伤可导致肿瘤种植或延尿路系统播散等严重并发症，且术后复发率也较高，坚持保肾手术需要承担这些风险。输尿管镜检＋活检术中见左侧肾盂偏上盏可见一菜花样肿物，约2cm×3.0cm大小，有蒂，余肾盂肾盏未见异常，取部分组织送病理检查。病理结果回报：低级别尿路上皮癌（G1）。

小李肾盂癌诊断明确，但考虑到肿瘤为低级别，双肾无积水且功能均正常，且患者年轻，有强烈的保肾愿望，医生与小李及其家属充分沟通后决定采用膀胱镜检、左输尿管镜检和左侧经皮肾镜肾盂肿瘤等离子电切术。

二、手术过程

1. 全身麻醉下，取截石位，行膀胱镜检，膀胱各壁正常，未见膀胱肿瘤，左侧输尿管口可见喷少量血尿；

2. 经尿道置入输尿管镜、输尿管导管引导、行输尿管镜间，未见输尿管黏膜异常，左输尿管内留置F5导管，留置尿管；

3. 患者取侧卧位，12肋缘下穿刺肾中下盏位置，注入生理盐水进行辅助，证实进入肾盂后逐级扩张至24F；

4. 用F20肾镜观察，肾盂偏上盏可见一乳头状肿物，约2cm

大小，有隐约可见的较细的基地，肿瘤有少量渗血，余肾盂肾盏未见异常。换 5% 甘露醇冲洗液，使用等离子电极，距肿瘤边缘 5mm 的正常肾盂黏膜处切除全部肿瘤，将肿瘤基底及周围黏膜仔细烧灼止血，取出肿瘤标本送病理，留置 F14 肾造瘘管（图 4-2）。

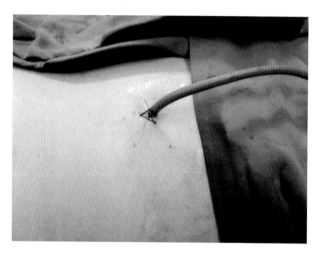

图 4-2　术后留置的肾造瘘管

三、术后情况及随访

1. 术后 6 小时，通过肾造瘘管滴注吡柔比星（一种化疗药物），患者无特殊不适；术后 3 天和 7 天通过肾造瘘管滴注吡柔比星，患者无特殊不适，遂带肾造瘘管出院；出院后每周通过肾造瘘管滴注吡柔比星。

2. 术后 3 个月，小李返院复查膀胱镜、输尿管镜并通过肾造瘘检查肾盂肾盏，见原手术区域可见白色瘢痕，余肾盂肾盏未见异常，随机活检三处，病理回报均显示炎症，遂拔除肾造瘘管出院。

3. 术后 6 个月，小李返院复查泌尿系 CT 增强，左肾盂腔内未见异常密度灶及强化灶，分泌期未见充盈缺损，未见明确复发迹象；右肾未见明显异常。

4. 医生告知小李，此后每 6 个月返院复查泌尿系 CT 及输尿管镜检，如果发现肿瘤复发，小于 1cm 可以通过软镜下激光切除，如果较大或者肿瘤分级增加，则建议患者行左肾输尿管全长切除 + 膀胱部分切除术。

（李新飞）

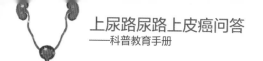
典型肾盂癌的治疗事例

一、王奶奶的就医故事

王奶奶今年 65 岁，1 年前某次上厕所时她突然发现自己的尿是粉红色的，像是有血，当时王奶奶觉得很害怕，可后来再留心观察尿的颜色又恢复了正常，没有再出现尿血的情况，于是便没有去医院检查。后来和隔壁的赵阿姨聊起此事，赵阿姨一听让王奶奶赶快去医院看看——"咱们小区张大爷就是尿血，去医院一查发现肾上长了肿瘤呢"。于是王奶奶来到北大医院泌尿外科就诊，接诊的医生让她去留个尿检、做个 B 超检查一下泌尿系统的情况。B 超发现王奶奶右侧肾盂里有一个"低回声占位"，医生告诉她这很可能是有肿瘤，结合位置看像是"移行细胞癌"，并建议她再查一个泌尿系 CT 明确肿瘤的大小和位置。很快 CT 结果出来了："右肾盂及肾上盏内可见软组织密度灶，大小约 2.0cm×2.9cm×1.6cm，右侧中上盏轻度扩张积水"（图 4-3），医生告诉王奶奶她这是高危的肿瘤，这种情况需要做住院做手术切除右侧的肾脏以及输尿管。

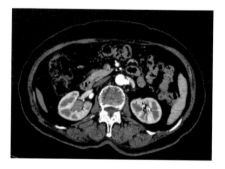
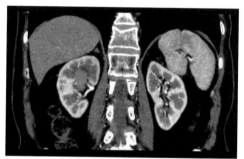

图 4-3　肾盂癌 CT 图像（左图为横断面，右图为冠状面）

二、王奶奶住院了

看完门诊 1 个多月后，病房的医生通知王奶奶去住院手术了。

手术前她的主管医生又详细为她介绍了手术方式。医生准备给她做的是腹腔镜下右肾输尿管全长切除术，是一种微创手术。手术首先在右腰部切开 3 个约 1～2cm 宽的切口，手术器械通过这 3 个切口伸入腹腔内首先将右肾和输尿管的上半部分充分游离、切除；再在右下腹切开一条大约 10cm 长的切口，将输尿管的下半部分游离并切断与膀胱相连处；最后把切除的右肾和右侧输尿管全长从右下腹的切口取出。王奶奶的手术进行的很顺利，"好像睡了 2 个小时醒来手术就做完了"，术后医生将取出的标本送到了病理科进一步检验。

术后王奶奶的身上共带了 3 根管子，1 根尿管和 2 根引流管——分别位于右上腹和右下腹。术后第 1 天，医生就让王奶奶尝试着下地活动、吃流食。术后第 3、4 天，医生考虑引流量较少，于是分别给王奶奶拔掉了右上腹和右下腹的引流管（图 4-4）。术后第 6 天，王奶奶出院了。出院的时候医生告诉王奶奶，4 天以后还需要返回医院拆掉伤口的缝线并拔掉尿管，拿到病理结果以后还需要回到门诊复查，决定后续的诊疗方案。

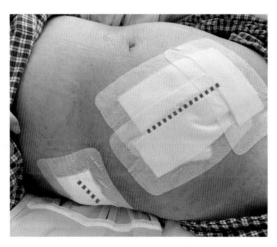

图 4-4　拔除引流管后敷料与切口关系

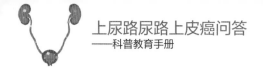

三、王奶奶的故事还在继续

2周后，王奶奶拿着病理报告再次来到了门诊。医生告诉王奶奶，她的肿瘤属于 T1 期，没有局部淋巴结转移和远处转移，术后应当每 3 个月定期复查，酌情检查血生化全项、B 超、CT、膀胱镜和输尿管镜等，评估肾功能情况及复发转移情况。医生反复和王奶奶强调，因为上尿路尿路上皮癌有一定的术后膀胱和对侧复发风险，所以一定要规律定期复查。

现在王奶奶的生活又回到了正轨，又能和家人一起出门运动、旅行了。每当快到复查时间的时候家里人总是贴心的提醒她，督促她按时复查不可以偷懒。

（尹　路）

典型输尿管癌的治疗事例

一、老张的就医路

患者，老张，74 岁，自就诊时半月前无明显诱因出现全程尿中带血、淡红色、洗肉水样，无血块，排尿时不伴疼痛，血尿为间歇性，并非每次均出现，无腰腹痛、发热、尿频、尿急等，就诊于社区医院查尿常规白细胞 8～12/HP（正常 0～5/HP），红细胞满视野（正常 0～3/HP），给予"头孢"等消炎药治疗后好转，但仍间断出现，未予进一步诊治。

由于老张最近间断血尿症状较前加重，并伴有左侧腰痛，为胀痛，休息后稍缓解，再次于医院就诊，查尿常规白细胞（-），红细胞 5～15/HP，血生化示肌酐 55.90μmol/L，泌尿系 B 超发现左肾积水，肾盂最大宽度约 1.5cm，左输尿管上段积水，最大宽度 1.3cm。尿细胞学膀胱肿瘤抗原检测（-），三次尿细胞学查见脱落的上皮细胞及炎细胞，2/3 次可见蜕变的核异质细胞。

进行泌尿系增强 CT 发现左侧输尿管下段占位，直径 1.0cm，累及长度约 1.3cm，增强扫描可见强化，输尿管癌可能大，伴左肾及输尿管积水（图 4-5）。输尿管镜可见左输尿管多发肿物，大者约 1.5cm，其下方 1cm 处可见多发小肿物，无法行局部切除再吻合。于

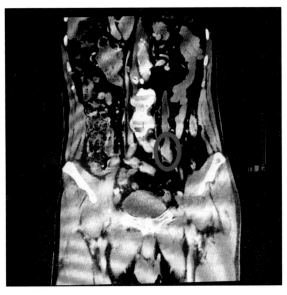

图 4-5　泌尿系增强 CT 示左侧输尿管肿物伴强化

是，医生决定为老张行腹腔镜左肾输尿管全长切除术。

二、手术过程

目前随着微创技术的不断发展，腹腔镜或机器人肾输尿管全长切除术已基本取代开放手术。通过在腹部建立 4～5 个操作孔即可完成手术，手术过程可简单总结为：显露输尿管，沿输尿管向上游离至肾脏，结扎肾脏血管阻断血供，沿输尿管向下游离至膀胱，在输尿管肿瘤下方夹闭输尿管防止肿瘤随尿液播散，在输尿管进入膀胱处夹闭膀胱壁，切除左肾及输尿管全长，缝线缝合膀胱。在下腹部打开 4～5cm 小切口取出标本送病理，留置腹腔引流，缝合各切口。

三、术后情况及随访

常规情况下，术后 6 小时可饮水，术后第 1 天可进流食，随后逐步过渡至正常饮食，腹腔引流管根据术后引流量多于术后 3 天左右拔除，尿管常规 1 周左右拔除。术后病理回报输尿管乳头状移行细胞癌，G3（高级别尿路上皮癌），肿瘤大小 1.5cm×2.0cm×1.5cm，肿瘤侵犯输尿管壁全层，局灶达外周纤维脂肪组织，pT3，输尿管断端净。

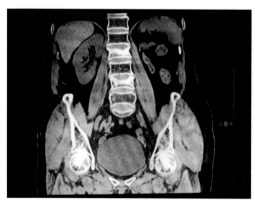

图 4-6　术后 3 月复查 CT

对于输尿管癌的患者，虽然手术成功切除病灶，但存在膀胱及对侧肾盂输尿管肿瘤再发的风险，术后严格的随访复查是十分必要的。老张术后每 3 个月复查膀胱镜和尿细胞学，每 6 个月复查泌尿系增强 CT 和胸部 X 线（图 4-6），均未见明显异常（表4-1），也希望其他患者都能够按照各自医生指定的随访计划坚持复查。

表 4-1 老张的术后复查随访计划

术后随访				
术后 2 年内				
每 3 个月复查	血常规	血生化	膀胱镜	尿细胞学
每 6 个月复查	泌尿系增强 CT		胸部 X 线	
术后 2 ~ 5 年				
每 6 个月复查	血常规	血生化	膀胱镜	尿细胞学
每 12 个月复查	泌尿系增强 CT		胸部 X 线	
术后 5 年以上				
每 12 个月复查	血常规　血生化　膀胱镜　尿细胞学		泌尿系增强 CT	胸部 X 线

（熊盛炜）